Lisa Lindberg
Wenn ohne Joint nichts läuft

Lisa Lindberg

Wenn ohne Joint nichts läuft

Was man über Cannabis
wissen muss

Mit einem Vorwort von
Prof. Dieter Naber

Walter Verlag

Die Deutsche Bibliothek verzeichnet diese Publikation in der Deutschen Nationalbibliografie; detaillierte bibliografische Daten sind im Internet über http://dnb.ddb.de abrufbar.

4. Aufl., 2003
© 2003 Patmos Verlag GmbH & Co. KG
Walter Verlag, Düsseldorf und Zürich
Alle Rechte vorbehalten.
Umschlaggestaltung: Groothuis, Lohfert, Consorten (Hamburg)
Satz: KompetenzCenter, Mönchengladbach
Druck und Bindung: Bercker Graphische Betriebe, Kevelaer
ISBN 3-530-40148-X
www.patmos.de

INHALT

Vorwort 11

Einleitung 13
Eltern und Kinder in einer neuen Welt 17
Eltern – die glänzenden Vorbilder? 19

WAS MAN ÜBER CANNABIS WISSEN MUSS 21

1. Cannabis, Haschisch oder Hanf – Erklärung der Begriffe 21
   Cannabis 22
   Die Hanfpflanze 22
   Rauschmittel Cannabis: Haschisch, Grass oder Marihuana 23
   Was ist Kiffen? 25
   Wie fängt es an? 25
   Wie wird gekifft? 26
   Beim Kiffen benötigte Utensilien 26
   Kulturgut Cannabis 27

2. Genussmittel oder Droge? 29
   Orientierungshilfe: Vergleich mit Alkohol 30
   Wie »high« macht Haschisch? 33
   Cannabis – eine Einstiegsdroge? 35
   Definition »Einstiegsdroge« 35
   Welche Drogen können Einstiegsdrogen sein? 35
   Cannabis als Einstiegsdroge 35

3. Der Cannabisrausch 37
   Was ist ein »High«? 37
   Was sind THC-Rezeptoren? 37
   Wo befinden sich THC-Rezeptoren? 38
   Wie entsteht ein »High«? 39

Einmal Kiffen – was ist das für ein Gefühl? 39
Wenn der Trip zum Horror wird 41
Körperliche Auswirkungen 42

Das »High« – und die Kehrseite
Schwarzer Afghane 42
Frühjahr 1997: Lustig, locker und cool drauf! 43
Herbst 1998: Längst kein Spaß mehr 45

4. Der Dauerrausch 45
Wie man sich mit der Zeit fühlen kann 48
   Die euphorische Wirkung flaut allmählich ab 48

Ende 1997: Krissy kifft immer mehr... 51

5. Kiffen ist nicht, was Haschischrauchen einmal war 53

6. Die Zahlen sprechen für sich 54

7. Drogencocktails und gefährliche
   Drogenexperimente 56
   Ecstasy, LSD & Co. 56
   Biodrogen und Ethnobotanik 59
      Eine Sinn suchende Gesinnung 59
      Biodrogen und ihre Wirkung 60

8. Kiffen in der Schule 63

Frühjahr 1997: Klassenreise 65
Tobias und Marie über Kiffen in der Schule 65
Frühjahr 2002: Wieder in der Schule –
Krissy staunt nicht schlecht... 67

9. Dauerkiffen 68
Was dazu führen kann 68
Individuelle Gefährdung 71

Unsere Tochter doch nicht! 73

10. Dauerkiffen und Abhängigkeit 75
Psychische Sucht 76
Cannabisentzug 77
Rückfälle 78

Herbst 1998: Nur noch ein Albtraum,
aber Krissy kann nicht aufhören... 80
»Aus dem Tal der Tränen« 82

11. Dauerkiffen und seelische Störungen 87
Cannabispsychose 87
Cannabismissbrauch: ein Risikofaktor 88
Wie äußert sich eine cannabisbedingte psychische Störung? 89
Hilfe für Jugendliche bei solchen Symptomen 90
Wie lange kann eine solche Störung dauern? 91
Kann es zu Rückfällen kommen? 91

Herbst 1998: Krissy dreht allmählich durch... 92
»Mein Vater weiß nichts davon!« 95

12. Gesundheitliche Risiken 99
Kurzzeitgedächtnis und kognitive Fähigkeiten 99
Herz und Kreislauf 101
Lunge und Atemwege 101
  Schädigung der Lunge 102
  Erhöhtes Krebsrisiko in den oberen Atemwegen 102
Hormonelle Auswirkungen 103
Risiko bei Schwangerschaft 103
Zellteilung und Immunsystem 104
Über Cannabisforschung 105

TIPPS FÜR BESORGTE ELTERN 106

1. Kiffer-Legenden entkräften 106

2. Bleiben Sie konsequent 114
Legale Drogen 116
Zu Hause kiffen? 117

Wie sinnvoll sind Kontrollen? 118
Bei Verdacht auf regelmäßigen Cannabiskonsum
sofort und konsequent handeln! 119

Wie hilflos ich war! 119

3. Mein Kind kifft: Wie kann ich es erkennen? 122
Man kann es ihm doch ansehen! 124
Jeden Tag kiffen: Wie sich das Verhalten verändern
kann 125
Das persönliche Verhalten 125
In der Schule/Studium/Ausbildung/Beruf 126
Soziales Verhalten, Freizeit 127
Umgang mit Geld 127
Zunehmende Nachlässigkeit 128
Persönliche Lebenseinstellung 128

Manchmal konnte Krissy eiskalt sein... 129

4. Mein Kind ist gefährdet oder abhängig:
Wie kann ich helfen? 132
Wie sollte ich mich verhalten? 132
Und die ganze Familie? 134
Sie müssen sich einig sein! 134
Keine gegenseitigen Vorwürfe! 134
Mit den Geschwistern reden! 135
Wie gehe ich mit einem Abhängigen um? 135
Nehmen Sie Provokationen nicht persönlich! 136
Was kann ich unternehmen? 137
Zimmer- und Taschenkontrollen? 137
Haaranalysen und Urinproben? 138
Umgang mit Geld 138
Das Taschengeld streichen? 139
Das Ziel: Kompetente Beratung 139
Ablösung vom Elternhaus? 141

1998: Endlich kam ich an Krissy heran 144

5. Beratung oder Therapie 148

Einzel- Familien- oder Gruppentherapie 149

Die gängigen Therapieformen 150

Verhaltenstherapie 150

Systemische Therapie oder Familientherapie 151

Psychodynamische Therapie 151

Tiefenpsychologische Therapie 151

Gesprächstherapie 151

Ich suche eine Therapie: Worauf sollte ich achten? 152

Terminvereinbarung 152

Angaben über die Arbeitsmethode des Beraters 153

Merkmale einer guten Therapie 154

Therapie und Rückfälle 154

Unterstützung und Hilfe durch die Familie 155

Herbst 1998: Krissy räumt auf 156

Sommer 2002: Alles wird gut 157

Exkurs: Soll Cannabis legalisiert werden? 159

Das holländische Modell – Ein Vorbild? 160

Hat das holländische Modell sein Ziel erreicht? 161

Schlussbemerkungen 163

Welche Maßnahmen könnten hilfreich sein? 164

Anmerkungen 168

Literatur 179

Adressen 184

VORWORT

Die Erziehungskunst wird besonders dann auf eine kritische Probe gestellt, wenn die Kinder die Pubertät erreichen. Eine Zeit, in der aus Sicht der Jugendlichen »die Eltern schwierig werden«. Die Beziehungen werden besonders dann belastet, wenn die Eltern zu viel Alkohol trinken und wenn die Jugendlichen Drogen nehmen. Die Frage, ab wann der Alkoholkonsum Erwachsener ein sozial akzeptiertes oder verträgliches Maß übersteigt, ist alt, aber immer noch aktuell und nicht einfach zu beantworten. Noch viel größer ist die Unsicherheit, aber auch das Unwissen vieler Eltern, wenn sie feststellen, dass ihre Tochter oder ihr Sohn Cannabis konsumiert, dass sie oder er »kifft«. Die Reaktionen reichen von extremen Ängsten und Verzweiflung (»bald wird er Heroin abhängig, wir haben versagt!«) bis hin zu völliger Sorglosigkeit bzw. Nicht-Wahrnehmung (»wird schon gut gehen, uns hat das Haschisch auch nicht geschadet!«).

Für die schwierige und oft sehr emotionale Diskussion über »Nutzen und Risiken« von Cannabis ist das vorliegende Buch von Frau Lindberg für beide Gruppen, Jugendliche und ihre Eltern, von großer Hilfe. Die Autorin ist zweifache Expertin. Zum einen hat sie durch das Schicksal ihrer Tochter viel erlebt und erfahren, zum anderen hat sie sich durch Literatur und Interviews viele wichtige Informationen verschafft. Das Resultat ist eine gut gelungene Mischung von Daten und Fakten sowie persönlicher Erfahrung.

Frau Lindberg beschreibt anschaulich, dass nicht jeder kurzfristige Cannabis-Konsum eine Katastrophe ist, dass aber die langfristige und dann auch noch hoch dosierte Einnahme für Jugendliche ein erhebliches Risiko birgt. Die immer wieder auftretende Frage, inwieweit die vielen Probleme von Langzeit-Cannabis-Konsumenten ursächlich mit der Substanz verknüpft sind oder ob sie nicht auch Folge von Persönlichkeitsentwicklung, biografischen Komplikationen oder anderen Faktoren sind, kann das vorliegende Buch ebenso wenig wie ein Experte beantworten. Doch darauf kommt es hier vorrangig nicht an: Aus der Sicht der betroffenen Mutter heraus werden die Themen angesprochen, die innerhalb der Familien in Bezug auf die Cannabisfrage wichtig sind, angefangen von der Aufklärung bis hin zur familiären Bewältigung einer durch Cannabismissbrauch eines Kindes entstandenen Krise.

Ich hoffe sehr, dass dieses Buch viel gelesen wird und den Eltern hilft, auf dem schmalen Grat zwischen Vertrauen und Kontrolle Kurs zu halten und vielleicht auch den Jugendlichen hilft, ihre Eltern besser zu verstehen.

Prof. Dr. Dieter Naber
Universitätsklinikum Hamburg-Eppendorf,
Klinik für Psychiatrie und Psychotherapie

EINLEITUNG

So sehr viel leichter ist Widerlegen als Beweisen, Umwerfen als Aufstellen.

Arthur Schopenhauer

Als meine Tochter anfing zu kiffen und dann Probleme bekam, hörte ich meistens: »Es kann nicht das Haschisch sein! Sie muss etwas anderes genommen haben!« – »So viele rauchen doch Haschisch!« – »Ich rauche auch mal einen Joint!« – »Grass macht nicht süchtig, es ist keine Droge.«

Das ist eine fast einhellige Meinung: Haschisch ist harmlos, ganz die sanfte und weiche Kuscheldroge. Eigentlich gar keine Droge. Eher ein gutes Heilkraut. Lustgewinn ohne Reue. Etwas Geniales und Einmaliges: die einzige psychoaktive Substanz, die nicht süchtig macht und keine Probleme bereitet. Jeden Tag bekifft, und du schreibst noch Einsen! – Das und vieles mehr hörte ich von meiner Tochter.

Und wenn Hip Hop Stars im Fernsehen erzählen, dass sie nicht so viel kiffen dürfen, weil sie sonst die Texte ihrer Lieder nicht mehr behalten können, dann findet man das auch noch irgendwie drollig…

Meine Generation hat der Nachwelt viel Schönes vererbt: die Liberalität, die Toleranz, die Jeans: Wir waren die ersten, die sich in die kleinste Größe hinein hungerten; die Rockmusik, die fast tabulose sexuelle Freiheit, die Emanzipation, die nicht autoritäre Erziehung. Viele von uns waren Idealisten und wurden zu Pazifisten und Umweltschützern. Einige hatten in der Jugend auch Haschisch gerraucht. Hatten wir es etwa versäumt, dieses liebenswerte Genussmittel zu legalisieren? Und unseres Versäumnisses wegen müssen unsere Kinder diesen »Muntermacher« immer noch auf illegalen Wegen erwerben, wo sie den skrupellosen Angeboten der Drogenmafia ausgeliefert sind und nicht wissen, was sie zum Rauchen bzw. zum Schlucken bekommen? Oder zu Stärkerem verführt werden? – Was hatten wir falsch gemacht? Oder waren wir einfach zu blöd?

Wir gehen mit dem Thema Haschisch sehr emotional um: Auf der einen Seite stehen Ablehnung, Krimininalisierung und Verteufelung; Verdrängung und Verleugnung – auf der anderen eine ideologisierte, uneinsichtige Verherrlichung und Verharmlosung. Die Hasch-Jünger erinnern mich an Sektenmitglieder.

Und dazwischen Millionen Jugendliche, die den Informationen vertrauen, die meistens an die Öffentlichkeit durchdringen: die der Verharmlosung; wo dem breiten Publikum suggeriert wird, dass nur dort Drogenprobleme existieren, wo Heroin gespritzt wird, wo es Verelendung, Drogenkriminalität und -prostitution gibt. Und wo sich kaum jemand um die Grauzone kümmert, in der zahllose Jugendliche von der Gesellschaft und dem öffentlichen Bewusstsein ziemlich allein gelassen werden mit ihrem Haschischkonsum und den daraus resultierenden Problemen.

Es ist nicht »in«, gegen Haschisch zu meutern. Ältere Gelegenheitskiffer geben beinahe stolz zu verstehen, dass sie auch mal …, um doch noch dazuzugehören. Man will ja jugendlich sein. In einer vertieften Unterhaltung stellt sich dann heraus, dass einige regelmäßige Altkiffer ab und zu unter Verfolgungswahn leiden – immerhin ein Sympton, das bei Schizophrenie vorkommt, doch das nimmt man locker, als sei es eher witzig, und an der Vorliebe für Haschisch und an der Überzeugung von dessen Harmlosigkeit ändert das nichts: »Das hört doch auf, wenn man eine Pause einlegt.«

Sicher hatte meine Tochter auch etwas anderes probiert. Aber ihr Problem waren nicht »die anderen Sachen«. Ihr Problem war Haschisch. Sie war cannabisabhängig. Und als wir sie fragten, ob sie nicht doch auch härtere Drogen genommen hätte, sagte sie: »Nein, es ist nur Haschisch. Ist das nicht schlimm genug?«

Unsere Tochter rauchte ihren ersten Joint mit 14, das war 1994. Ein Jahr später wusste ich, dass sie auf Haschischkonsum negativ reagiert. Doch mein Reden bewirkte nichts, denn der Einfluss der Freunde wog mehr. Außerdem gab es mächtigere Stimmen: Eine Ministerin, die den Verkauf von Haschisch in Apotheken erlauben wollte. So wie Salmis! Wer ist denn die Mama im Vergleich zu solch einer Respektsperson! Wem wird eine 15-Jährige wohl eher glauben? In der Schule gab es zu der Zeit kaum Drogenaufklärung, man wollte wohl nicht mit »Horrormeldungen« den Kindern ihr Haschisch vermiesen – dann lieber gar keine Information!

Die fortschreitende Abhängigkeit meiner Tochter machte mich ziemlich ratlos. Ich wollte helfen, aber sie ließ es nicht zu. Und in den meisten Hamburger Drogenberatungen wurden zu jener Zeit Cannabisprobleme noch gar nicht richtig ernst genommen.

Zudem war ich umgeben von einer Mauer des Schweigens und der Lügen, denn die ältere Tochter wollte ihre Schwester nicht verpetzen. Dass ich mit all meinen unbeliebten, »hysterischen« Verdächtigungen die ganze Zeit über Recht hatte, habe ich in langen und offenen Gesprächen mit meinen beiden Töchtern – inzwischen 22 und 23 – rekonstruiert. Sicher habe ich Fehler gemacht, aber in manchen Punkten hatte ich auch richtig gehandelt. Doch wenn ich gewusst hätte, was ich heute weiß, hätte ich vieles anders gemacht, und diese Erfahrungen möchte ich anderen Eltern weitergeben, um ihnen zu helfen, mit der Situation rechtzeitig kompetent, selbstbewusst und offen umzugehen.

Etwa 10 Millionen Bundesbürger ab einem Alter von 12 Jahren haben irgendwann im Laufe ihres Lebens Cannabis probiert. 3,4 Millionen haben in den letzten 12 Monaten Cannabis konsumiert, 1,6 Millionen in den letzten 30 Tagen.[1]

Heute machen Heranwachsende ihre ersten Haschischerfahrungen oft schon mit 11–12 Jahren, wenn auch die erste Zigarette geraucht wird. Laut Statistiken sind es die 14–18-Jährigen, die am meisten kiffen. Und das Besorgniserregende ist: Knapp *die Hälfte dieser jungen Konsumenten kifft regelmäßig, 11 Prozent betreiben schweren Missbrauch*, aus der festen Überzeugung – wie auch meine Tochter –, dass es völlig harmlos sei.[2] In fast jeder Schulklasse in Hamburg gibt es in dieser Altersgruppe die sogenannten Pausenkiffer, die schon vormittags den ersten Joint drehen. Die Risikoformel lautet etwa: Je früher, je öfter, je stärker das THC-Gehalt (der psychoaktive Wirkstoff), desto gefährlicher die Auswirkungen. Jugendliche, die Cannabis missbrauchen, stellen inzwischen die Mehrheit der Klienten einiger Suchtambulanzen, wie z. B. der Uniklinik Hamburg, mit 800 bs 900 jungen Patienten pro Jahr, die in Einzelfällen erst 12–14 Jahre alt sind. Obwohl Berichte über Ecstasy in den Medien ständig präsent sind, werden diese, und andere Substanzen, wie z. B. sogenannte Biodrogen, meistens nebenbei, sporadisch – bei besonderen Gelegenheiten, z. B. auf Partys oder in Diskos – konsumiert. Crack-Konsumenten stellen unter den Jugendlichen – zum Glück – eine verschwindend kleine Minderheit.

Der Verlauf einer Cannabisabhängigkeit ist langsam und undramatisch. Die Betroffenen sind sehr jung, sozial integriert und unauffällig, leben noch meistens bei den Eltern, gehen zur Schule, studieren oder machen ihre Ausbildung. Dass schätzungsweise 50 000 junge Leute in Deutschland jedes Jahr durch Cannabismissbrauch gravierende Probleme davontragen und professionelle Hilfe in Anspruch nehmen müssen, ist noch immer kein Anlass zur öffentlichen Diskussion. Bei einer von Experten geschätzten Zahl von 1,5 Mio. Cannabisabhängigen[3] in Deutschland wird die Dunkelziffer entsprechend hoch sein. Offensichtlich haben diese Jugendlichen in Deutschland keine Lobby.

Mein Buch ist an Eltern gerichtet, denen die Verharmlosung von Haschisch nicht geheuer ist und die vielleicht das dumpfe Gefühl haben, dass ihr Kind wohl auch kifft und dass irgend etwas mit ihm nicht stimmt.

Es gibt keine Patentrezepte, doch aus meiner Erfahrung möchte ich Eltern aufzeigen, wie sie ihre Kinder über Cannabis aufklären, wie sie eine Entwicklung in ungesunde Konsummuster im Ansatz abwenden können, welche Verhaltensveränderungen auf einen möglichen Missbrauch hindeuten können und was Eltern unternehmen können, um Fortschreiten in eine Abhängigkeit zu erkennen und möglichst früh abzuwenden.

Ich benutze die Wörter Haschisch oder Cannabis stellvertretend für alle Hanf-Produkte, die einen THC-Gehalt besitzen und als Rauschmittel eingesetzt werden, d. h. auch Marihuana oder »Grass«. Da der Wirkstoffgehalt der früher als mild geltenden Marihuana- oder Grass-Sorten ständig erhöht worden ist, ist die Gleichsetzung durchaus angebracht. Cannabis-Produkte können gegessen oder getrunken werden, was allerdings eher selten vorkommt, weshalb mit den Ausdrücken »Haschisch/Cannabis rauchen«, »kiffen« oder »haschen« die Konsumform beschrieben wird.

Die Namen und andere Einzelheiten der in Fallbeispielen genannten Personen sind geändert.

Eltern und Kinder in einer neuen Welt

> Vor meiner Ehe hatte ich sechs verschiedene Theorien
> über die Kindererziehung, jetzt habe ich sechs Kinder –
> und keine einzige Theorie.
>
> *Lord Rochester*

Es war einmal ... eine »heile« Welt, in der die Eltern das Sagen hatten. Sie hatten immer Recht und sollten sie sich geirrt haben, hatten sie dennoch Recht. Diesen Erziehungsstil kannten viele aus meiner Generation. Wir wollten ihn nicht übernehmen. Und das ist gut so, denn die traditionelle Kindererziehung stärkte weder das Selbstbewusstsein noch die Eigeninitiative der Heranwachsenden.

Wir wollten alles verändern: Für jedes Erziehungsproblem haben wir einschlägige Literatur zu Rate gezogen, denn wir wollten alles richtig machen. Aus den Kindern sollten keine Duckmäuser oder willenlose Opfer der Marktwirtschaft werden. Kinder sollten möglichst gleichberechtigte Partner oder gar Freunde sein, und Eltern fanden es eine Zeit lang gut, sich von ihren Kindern mit Vornamen ansprechen zu lassen. Körperliche Strafen wurden – zu Recht – zum Delikt erklärt: der Poklaps – eine Körperverletzung.

So wurde die Erziehung zu einer Gratwanderung zwischen liberal, kameradschaftlich und andererseits auch nicht ganz antiautoritär. Es wundert nicht, dass bei den Eltern, die selbst noch recht streng erzogen wurden, große Unsicherheit herrscht: Wieviel Freiheit ist angebracht? Wieviel Freiheit schadet?

In unserer Kindheit wurden Freizeitbeschäftigungen von Generation zu Generation tradiert: Die Eltern beherrschten die Spielregeln, und so entstand der Eindruck, dass sie uns überlegen waren. Die Märchen, die den Kindern von pflichtbewussten Eltern heute noch vorgelesen werden, vermittelten traditionell anerkannte Ethikmodelle: Die Fleißigen und die Bescheidenen werden mit der Zeit siegen. Nach langen Kämpfen werden sie ihre wohlverdiente Belohnung erhalten. Die Unanständigen, die Faulen und die Eitlen dagegen bekommen ihre gerechte Strafe. – Die Welt war in Ordnung. Und vor allem: Die Eltern waren die Meister dieser heilen Welt!

Heute wird Spielzeug nicht immer nach den traditionellen, ethischen oder pädagogischen Prinzipien entwickelt. Der Siegeszug der elektronischen Medien und der globalen Marktwirtschaft hat auch den Spielzeugmarkt nachhaltig verändert, und dort herrscht Profitdenken: Was sich gut verkauft, wird produziert, und das wird nicht von den Erwachsenen, sondern von den Kindern entschieden. Der »Gameboy«, der Vorreiter der Computerspiele, war das erste Spiel, das Kinder besser spielen können als ihre Eltern. – Auch Kleinkinder haben eine ihren Talenten maßgeschneiderte Spielzeugwelt: Sie lernen spielend leicht, Hunderte von kleinen Tierchen mit Namen, Eigenschaften, Entwicklungsstufen und deren Kombinationen zu beherrschen – und Erwachsene können nur noch staunen!

So entsteht bei den Kindern schon sehr früh der Eindruck, dass Eltern in interessanten Spiel- und Freizeitbereichen wenig bzw. keine Ahnung haben. Dieses Gefühl wird durch den Computer bestärkt: Häufig brüsten sich Eltern damit, dass sie von Computern nichts verstünden, doch seien ihre Kinder allesamt Experten! – In den Computerspielen gilt der Anständige, der Fleißige und der Bescheidene nicht viel, gewinnen wird derjenige, der andere am Geschicktesten manipuliert oder blitzschnell »abschießt«. Das lernen Kinder sehr schnell.

In unserer Kindheit bekamen wir das Wissen um das Erwachsenenleben nicht undosiert mit, sondern Eltern bestimmten, was Kinder wissen mussten und wann sie dieses Wissen erhalten sollten. Die elektronischen Medien haben die Eltern inzwischen entmachtet und diese Aufgabe übernommen – und es fällt kaum auf.[4]

In fast jedem Kinderzimmer steht heute ein Fernsehgerät und ein Computer, und so können die Kinder frei konsumieren, was gesendet wird, nach Herzenslust im Internet surfen. Die bei den Kids beliebten Musiksender strahlen Drogengebrauch verharmlosende, Sex und Gewalt triefende Videos aus – und kaum jemand macht sich darüber Gedanken. Dass die ab zwölf freigegebenen Kinofilme heute gruseliger sind als Erwachsenen-Horrorfilme in unserer Kindheit, kommt uns nicht fragwürdig vor. Wir sind daran gewöhnt und entsprechend abgehärtet: Eine allmähliche, über viele Jahre hinweg vollzogene Steigerung hat uns immunisiert. Doch die Kinder werden früh mit dieser harten Medienwelt konfrontiert.[5] Wie sie sich dabei innerlich fühlen, ob sie darunter leiden, scheint nur wenige zu interessieren.

Diese Entwicklung bewirkt eine Verselbstständigung der Kinder, die – mag sie in einigen Punkten ohne nähere Betrachtung positiv erscheinen – gefährlich werden kann: Wenn ich im Internet und im Fernsehen das gleiche zu lesen und zu sehen bekomme wie meine Eltern, werde ich mir abgewöhnen, sie um Rat zu fragen. Denn in diesen wie in vielen anderen Bereichen fehlt den Eltern der früher so selbstverständliche Erfahrungs- und Wissensvorsprung: Unser Wissensstand ist manchmal so weit von dem der Kinder entfernt, wie es früher höchtens bei Großeltern der Fall war. So wenden sich auch nur wenige Jugendliche an die Eltern, wenn sie in der Drogenfrage Rat brauchen. Zumal die meisten Eltern nur wenig Wissen über Drogen wie z. B. Cannabis besitzen, im schlimmsten Fall von ihren eigenen Kindern »aufgeklärt« werden.

Denn heute orientieren sich die Älteren oft an der Jugend – und nicht umgekehrt. So wird fast jeder Gegenstand der jugendlichen Provokation von Erwachsenen vereinnahmt: Weder eine schrille Haarfarbe, ausgeflippte Aufmachung noch Piercing oder Tätowierungen, die nicht von den bis zu 40-Jährigen sofort übernommen und neutralisiert werden.

Was bleibt? Die Revolution nach innen, in die geheime Welt der Drogen! Haschisch hat den Kick des Verbotenen, den Kult – und das Schönste ist: Es macht »high« und soll ganz harmlos sein. Welch eine Wonne!

Eltern – die glänzenden Vorbilder?

> Das Schlimmste ist nicht, Fehler zu haben, nicht einmal,
> sie nicht zu bekämpfen ist schlimm. Schlimm ist, sie zu verstecken.
> *Bertolt Brecht, »Buch der Erfahrung«*

In vielen Drogenratgebern wird die Erfüllung der elterlichen Vorbildfunktion als oberstes Gebot und Allheilmittel der Drogenprävention postuliert. Darin finden sich oft lange Listen von »Don'ts« und »Do's«: Wenn ich das und das tue oder nicht, wenn ich so und so bin oder nicht, werden meine Kinder keine Drogenprobleme bekommen.

Was ist ein Vorbild? Es ist zweierlei zu versuchen: ein Vorbild zu sein und als Vorbild angenommen zu werden. Ist es Eltern jemals gelungen, von der jeweils nächsten Generation als Vorbilder akzeptiert zu werden? Gehört es nicht zur fortwährenden Lebensdynamik, als

Entwicklungskatalysator, wenn an den elterlichen Idealen und Vorbildern gezweifelt wird – oder sie gar verworfen werden, weil jede Generation die Aufgabe hat, ihre eigenen Ideale zu schaffen?

In diesem Zusammenhang wird oft die Frage erörtert, ob es schicklich sei, dass Eltern Alkohol konsumieren, während sie über Drogen aufklären wollen – nach dem Motto: Wer Wasser predigt, soll nicht Wein trinken! Manche Ratgeber empfehlen, den jugendlichen Drogenkonsum und den elterlichen Alkoholkonsum nicht mit zweierlei Maß zu messen. – »Nicht mit zweierlei Maß« hieße: »Mit einerlei Maß«. Mit anderen Worten: Was mein 14-jähriges Kind darf, darf ich auch. Was es nicht darf, darf ich auch nicht. Die Frage lautet dann: Darf mein 14-jähriges Kind auch alles, was ich darf?

Ich meine, dass es ehrlicher ist, wenn Eltern zu ihren Schwächen stehen, anstatt zu tun, als ob sie keine hätten, denn sie können ihre Kinder nicht täuschen: Jeder Mensch hat Schwächen, und meistens sind gerade unsere Kinder die scharfsichtigsten Beobachter dieser Schwächen. Und die Frage, ob Kinder von Abstinenzlern nie zu Rauschdrogen greifen würden, ist genauso schwer zu beantworten wie die, ob nicht Kinder suchtkranker Eltern durch das Leid die Einsicht gewinnen werden, sich das gleiche Schicksal ersparen zu wollen.

Alle liebenden Eltern tun ihr Bestes, das ist ein Naturgesetz. Wie gut sie es schaffen, ihre Erziehungsaufgabe vorbildlich zu erfüllen, hat etwas damit zu tun, dass auch sie nur Menschen sind, mit Makeln behaftet, wie alle menschlichen Wesen auf dieser Welt.

WAS MAN ÜBER CANNABIS WISSEN MUSS

1. Cannabis, Haschisch oder Hanf – Erklärung der Begriffe

Selten denken wir darüber nach, wieviel wir über Alkohol wissen, z. B.: was Kräuterlikör ist, woraus, wie und in welchen Ländern Wein hergestellt wird, was Begriffe wie z. B. »brut« oder »dry« bedeuten; dass hochprozentige Spirituosen aus kleinen, Bier aber aus großen Gläsern getrunken wird usw. All das haben wir fast unbemerkt mitbekommen, weil wir in unserem Alltag mit Alkoholkonsum konfrontiert sind.

Dagegen wissen Erwachsene kaum etwas über bei Jugendlichen derart beliebte und verbreitete Rauschmittel wie z. B. Cannabis. Auch diejenigen, die selbst cannabiserfahren sind, besitzen meistens nur oberflächliches Pseudowissen, das häufg auch einseitig und eher positiv besetzt ist, nach dem Motto: »Uns ist ja auch nichts passiert!«

Bei Cannabis handelt es sich nicht um ein einfaches »Kraut« zum Rauchen: Das Rauschmittel Cannabis kann in sehr vielen Variationen konsumiert werden, doch die meisten Erwachsenen kennen noch nicht einmal den Unterschied zwischen Hanf, Marihuana/Grass und Haschisch oder wissen, dass die Stärke des Rauschmittels Cannabis ein sehr breites Spektrum aufweisen kann, vergleichbar mit dem des Alkoholgehalts zwischen Apfelcidre und Absinth.

Jugendliche, die mit Cannabis umgehen – ihn rauchen, Utensilien sammeln, Pflanzen ziehen, einschlägige Magazine lesen –, meinen, »alles« darüber zu wissen, halten Erwachsene für völlig ignorant – nicht selten zu Recht. Darum ist es dringend notwendig, dass all diejenigen, die es mit heranwachsenden Kindern oder Jugendlichen zu tun haben, sei es Eltern oder Pädagogen, fundiertes Wissen über ein so weit verbreitetes Rauschmittel wie die Kultdroge Cannabis besitzen, denn nur dann können sie überhaupt mitreden, Kinder und Jugendliche adäquat aufklären oder erkennen, ob Jugendliche ungesunde Konsummuster entwickeln. Und um glaubwürdig zu sein, sollten Erwachsene einen *Wissensvorsprung* haben, genauso wie in anderen Lebensbereichen auch.

Wenn Erwachsene die negativen Auswirkungen chronischen Cannabismissbrauchs nicht kennen, haben sie keine Argumente, wenn Kinder und Jugendliche mit der Behauptung zu ihnen kommen: »Haschisch ist harmlos!« oder »Hanf ist ein Heilkraut!« Sie werden nicht verstehen, was in Jugendlichen vor sich geht, wenn sie Cannabis konsumieren, und wenn sie nichts vom Wesen einer Abhängigkeit wissen, werden sie kaum erkennen, wann Jugendliche in eine Abhängigkeit hineinzuschlittern drohen. Das gleiche gilt für die schleichenden, subtilen Verhaltens- und Wesensveränderungen, die chronischer Cannabismissbrauch zur Folge haben kann.

Cannabis

Cannabis sativa ist die botanische Bezeichnung der Pflanze. Zu dieser Pflanzengruppe werden noch einige Untergruppen gezählt. Das Wort Cannabis wird sowohl für die Nutzpflanze Hanf als auch für die Rauschpflanze bzw. das Rauschmittel gebraucht.

Die Hanfpflanze

Mit Hanf wird die wirkstoffarme Nutzpflanze bezeichnet, eine vermutlich aus dem nördlichen Zentralasien stammende Faser- und Ölpflanze der Gattung Kannabinazeen. Der Sproß wird 2 bis $3^1/_2$ m hoch und ist mit langgestielten 7-fingrigen Blättern besetzt. Männliche und weibliche Pflanzen wachsen getrennt.

Zu den traditionellen Anbaugebieten zählten auch Ost- und Südosteuropa, u. a. Italien. In Mitteleuropa ist Hanfanbau bereits im 5. Jahrhundert v. Chr. nachgewiesen. Bis Ende der fünfziger Jahre wurde Hanf noch in Deutschland auf feuchten oder Niederungsmoorböden angebaut; er gedieh dort wegen seiner Feuchtigkeitsansprüche gut und unterdrückte das Unkraut durch schnelles, üppiges Wachstum.

Die Nutzpflanze Hanf ist genügsam, schnellwachsend, robust und anpassungsfähig und kann sehr vielseitig angewendet werden. Inzwischen ist der Anbau seit 1982 unter strengen Auflagen mit einer Sondergenehmigung erlaubt. 1996 ist die Handhabung gelockert worden, doch noch immer unterliegt der Anbau in Deutschland einer Genehmigungspflicht.

Traditionell wurden Hanffasern aus den Stengeln der wirkstoff-
armen Pflanzen zu Bast zusammengebündelt, woraus Seile oder grö-
bere Stoffe angefertigt wurden. Das aus Hanfsamen gewonnene Öl
diente zur Herstellung von Seifen oder wurde mit Leinöl zum Firnis
vermischt. Heute werden Hanf-Produkte mit einem sehr geringen
THC-Gehalt (s. u.) vorwiegend in speziellen Hanf-Läden oder im
Internet angeboten, und zu dem Sortiment gehören Produkte wie
z. B.: Hanf-Papier, Kleidung, Kosmetik (Seife, Cremes, Shampoo,
Duschgel etc.), Duftkissen, Lebensmittel, wie z. B. Brotbackmi-
schung, Essig, Öl, Hanftee, Bier und Süßigkeiten, wie z. B. Kekse und
Schokolade.

Rauschmittel Cannabis: Haschisch, Grass oder Marihuana

Rauschcannabis wird in vielen Ländern der gemäßigten, subtropi-
schen und tropischen Breiten angebaut. Im Allgemeinen gilt: Je mehr
Sonne, je intensiver die Sonnenstrahlung, desto besser die psychoaktive Qualität.

Es ist eine relativ neue, seit den sechziger Jahren mit dem An-
stieg des Drogenkonsums entstandene Entwicklung, ausschließlich
Rausch-Cannabispflanzen im großen Umfang (illegal) anzubauen.
Die weltweit größten Erzeugerländer sind Pakistan, Libanon und Ma-
rokko, die den Weltmarkt weitgehend miteinander teilen.[1] Der nach
Deutschland geschmuggelte Cannabis stammt heute zu 70–80 Prozent aus den Niederlanden, wo es in Gewächshäusern angebaut wird.

Andere Anbauländer sind z. B. die Türkei, Afghanistan, Iran,
Nepal und Indien. Auch in den USA (vorwiegend in Kalifornien), in
Mexiko und in Kolumbien wird Rauschcannabis angebaut.

Insgesamt enthält Rauschcannabis ca. *420 verschiedene chemische
Inhaltsstoffe*, einschließlich etwa *80 psychotroper Substanzen*, vorwiegend sogenannte *Cannabinoide*. Die psychoaktiven Eigenschaften
entfalten sich durch Erhitzung, wodurch sich noch ca. 2000 weitere
Wirkstoffe entwickeln, aus denen im menschlichen Organismus
durch Stoffwechselvorgänge noch einige Hundert weitere chemische
Substanzen entstehen.[2]

Der wichtigste psychoaktive Wirkstoff hat die chemische Bezeichnung *Delta-9-Tetra-hydro-cannabinol* oder *Delta-9-THC*, kurz *THC*.
Es gehört zu der Gruppe der psychedelischen Substanzen und Halluzinogenen wie z. B. *LSD* und *Meskalin.*

Zum Gebrauch als Rauschmittel können die Blätter oder die Blüten der Rauschpflanze getrocknet werden, das dadurch gewonnene Produkt wird *Grass* oder *Marihuana (Pot)* genannt und besitzt einen THC-Gehalt von 2-5 Prozent. Durch Kreuzungen und Genmanipulationen wurden immer stärkere Sorten gewonnen, die 7-13 Prozent, in Einzelfällen sogar bis zu 27 Prozent THC enthalten, wobei sie genauso stark sind wie Haschisch. Dazu gehören die aus getrockneten weiblichen Blütenspitzen hergestellte kalifornische *Sinsemilla* oder die holländische Grass-Sorte »*Super Skunk*«.[3]

Haschisch oder *Hasch* wird aus dem Harz oder den Harzdrüsen der weiblichen Pflanze gewonnenen. Die größte Anzahl Harzdrüsen befindet sich auf den Blättern der Blütenstände der weiblichen Pflanzen. Das Harz kann mit den Händen abgesondert werden, wird gewöhnlich in einem Siebverfahren aus den getrockneten weiblichen Pflanzen isoliert. Das Harz wird dann, bei schlechterer Qualität auch evtl. mit den unterschiedlichsten Streckmitteln gemischt, zu einer festen, biegsamen oder aber auch krümeligen, trockenen Masse geformt und zu Laiben, Rollen, Platten, Kugeln oder Küchlein verschiedener Formate und Größen zusammengepresst. Minderwertiges Haschisch kann aus pulverisierten, getrockneten Blättern bestehen, wobei das Pulver mit Wachs oder mit anderen Bindemitteln zusammengepresst wird, damit das Produkt so aussieht wie Haschisch. Die Farbe des fertigen Produkts ist unterschiedlich, kann rot, grün, braun-grün, braun, schwarz, bernsteinfarben oder blond sein, je nach Herkunft und Qualität. Zu den in Deutschland gängigen Sorten gehören »*Brauner Marokkaner*«, »*Roter Libanese*«, »*Grüner Türke*« und heute schwer erhältlicher, starker »*Schwarzer Afghane*«. Je nach Herkunft und Qualität kann der THC-Gehalt zwischen 7 Prozent und 10 Prozent variieren, in Einzelfällen bis zu 26 Prozent betragen.

Das eher seltene *Haschisch-Öl* mit einem THC-Gehalt zwischen 20 und 60 Prozent ist das potenteste Cannabis-Produkt. Es wird mit Hilfe von Lösungsmitteln aus dem Haschisch extrahiert und dann noch gedämpft. Das konzentrierte Öl ist dunkel und hat eine klebrige und dickflüssige Konsistenz.

Zur Zeit wird in Deutschland pro Jahr eine Gesamtmenge von ca. 30 000 kg Rauschcannabis von der Kripo und vom Zoll sichergestellt.[4]

Synthetisch hergestelltes THC kann z.B. in der Schmerztherapie oder in der Krebstherapie medizinisch eingesetzt werden, um den Appetit zu erhöhen oder Übelkeit zu bekämpfen.

Das amerikanische *Office of National Drug Control Policy* hat Ergebnisse einer Studie vorgelegt, die wegen zu großer Risiken gegen einen Gebrauch von Cannabis für medizinische Zwecke plädiert.[5] Doch in einigen Ländern, wie z.B. in Kanada, ist Cannabis inzwischen für medizinische Anwendungen freigegeben worden. Auch in Deutschland wird sowohl synthetisch hergestelltes als auch aus der Pflanze gewonnenes THC u.a. in der Schmerztherapie eingesetzt. Die Verschreibung dieser Präparate unterliegt den Bestimmungen des Betäubungsmittelgesetzes. In vielen anderen Ländern wird der medizinische Einsatz erwogen, etwa um die Krampfanfälle bei multipler Sklerose zu mildern – und was sollte dagegen sprechen, über weitere Anwendungsmöglichkeiten von Cannabis vorurteilsfrei nachzudenken?

Was ist Kiffen?

Für Jugendliche ist es eine wichtige Herausforderung, eine persönliche Einstellung zum Umgang mit illegalen Drogen wie Haschisch und Marihuana zu finden.[6] Dabei sind Jugendliche sich selbst bzw. der »Beratung« durch konsumerfahrene Freunde überlassen, denn die von Eltern, von der Schule oder aus den Medien kommenden Informationen können recht widersprüchlich sein, indem sie das Thema entweder völlig tabuisieren oder aber ohne jegliches Risikobewusstsein zum heilbringenden Kult erhöhen.

Wie fängt es an?

In den meisten Fällen wird Cannabis von Freunden angeboten und mit ihnen zusammen probiert, entweder zu Hause (20 Prozent), auch irgendwo draußen (18 Prozent) oder auf einer Party (ca. 30 Prozent), in einer lockeren, vertrauten Umgebung. Seltener findet Erstkonsum in einer Diskothek, in einer Kneipe oder in der Schule statt. Unter Freunden muss man nicht befürchten, dass der angebotene Stoff bedenklich oder verunreinigt sei oder dass aus dem Konsum negative Konsequenzen drohen.

In der Probierphase kommt ein direkter Kontakt zu einem Dealer so gut wie nie vor, und Jugendliche besorgen sich das Grass selten allein.[7]

Wie wird gekifft?

Die Cannabiswirkstoffe entfalten ihre Wirkung durch Erhitzen. Der dabei entstehende würzige, schwere Duft ist unverwechselbar. Für einen Joint braucht man durchschnittlich 0,5 bis 1 Gramm Haschisch. Man erwärmt es mit einem Feuerzeug, bis es weich wird und leichter zerbröselt werden kann. Die Bröckchen werden in einem Zigarettenpapier mit Tabak gemischt und so ein *Joint* oder eine »*Tüte*« gedreht. Eine »*Tulpe*« nennt man eine tulpenförmige, mit Tabak und Haschisch gefüllte Tüte aus Zigarettenpapier, die in einen extra langen Pappfilter hineingesteckt wird. Für eine Grass-Zigarette braucht man mindestens drei getrocknete Cannabis-Blüten, die mit Tabak gemischt in einem Joint geraucht werden. Manche entleeren eine Zigarre und füllen sie mit purem Grass aus.

Erstkonsumenten werden in den richtigen Gebrauch »eingeweiht«: Tief inhalieren, den Atem lange anhalten. Ihnen wird erklärt, wie sich die Wirkung ungefähr anfühlt und wie man sich dabei verhalten soll.

Nichtraucher können Haschisch oder Grass im Tee oder im Kaffee trinken, einem Plätzchen- oder Kuchenteig beimengen, Speisen damit würzen, usw.

Das starke, selten erhältliche Haschisch-Öl wird auf einen Joint geträufelt, um die Wirkung zu intensivieren – aber es kann auch Getränken oder Speisen beigemischt werden.

Beim Kiffen benötigte Utensilien:

- Das beim Kiffen benutzte *Zigarettenpapier muss größer sein* als normales Zigarettenpapier, und inzwischen ist das mit Cannabis-Blättern verzierte Papier an fast jeder Tankstelle und in fast jedem Zigarettenladen erhältlich;
- Bei jungen Männern sind verschiedene *Pfeifen* beliebt, denn aus ihnen kann Haschisch oder Grass auch pur geraucht werden. Die ursprünglich aus Südasien stammende, aus Bambus hergestellte Haschisch-Pfeife wird *Bong* genannt; dieser Name hat sich als gängige Bezeichung für eine Haschisch-Pfeife etabliert, doch auch aus den arabischen Ländern bekannte *Wasserpfeifen* werden hierzulande gern benutzt;
- Einschlägige Szeneläden, die »*Head Shops*« bieten ein großes Sortiment an Pfeifen aus unterschiedlichsten Materialien an, wie z.B. aus *Keramik, Acryl, Titan, Holz, Steingut* oder *Glas*;

- *Shillum* ist die Bezeichnung für ein Rohr, durch das Cannabis eingeatmet werden kann. Auch diese Variation wird in den verschiedensten Ausführungen angeboten;
- *Vaporizer* ist ein Gerät, durch dessen Hilfe der Rauch von Kohlenmonoxyd und Kohlendioxyd bereinigt werden soll, auch als Zusatzgerät zu einer Wasserpfeife erhältlich;
- Aus *Schläuchen* oder Rohrverbindungsteilen können Haschisch-Pfeifen selbst gebastelt werden;
- In *Pillendosen* wird der Haschischvorrat aufbewahrt;
- Einzelne Rauchportionen, Szenejargon: »*Rauchpiece*«, werden auch oft in *Alufolie* eingewickelt;
- Beliebt sind kleine, mit *Hanf-Blättern bedruckte Plastiktütchen,* die es in allen Größen gibt: von Einzelportion bis zur Wochenration.

In Internetshops ist ein reichhaltiges Angebot vorhanden, das an Kiffer-Zubehör und Utensilien keine Wünsche offen lässt: Von »*Coverboxes*« – mit Cannabis-Motiven bedruckten Zigarettenschachteln – bis hin zu *Tütendrehmaschinen* und *Bong-Reinigern* ist im Sortiment alles vertreten. Selbstverständlich werden auch sogenannte *Grow-out Sets* angeboten, komplett mit Beleuchtung, Dünger, Klimatechnik, Bewässerung, Samen, Stecklingen und detaillierten Anleitungen zum Ziehen von Cannabis-Pflanzen, was jedoch illegal ist.

Kulturgut Cannabis

Natürliche Pflanzen oder natürliche Vorgänge werden zum Kulturgut erklärt, nachdem sie durch den Eingriff des Menschen, z.B. durch Veredelung weiterentwickelt worden sind. Ursprünglich entstand ein solcher Bedarf aus der Notwendigkeit zu überleben. Darüber hinaus erwachte irgendwann der Wunsch, sich einen größeren Genuss zu verschaffen als den, den die Natur gewähren konnte, wie etwa bei Alkohol: Der Mensch entdeckte zufällig, dass er durch den Verzehr überreifer Früchte oder Beeren ein angenehmes, entspannendes Gefühl bekommen kann.

Im Laufe der Zeit lernte er, dem natürlichen Fermentierungsprozess nachzuhelfen, um damit den Alkoholgehalt zu steigern. Mit den entsprechenden Kenntnissen konnte er dann Branntwein herstellen und puren Alkohol destillieren und somit den Alkoholgehalt seiner Getränke nach Belieben dosieren. Auf ganz natürlichem Wege wäre es kaum möglich gewesen, mit diesen Substanzen einen solchen Effekt zu erzielen.

Cannabis hat eine ähnliche Entwicklungsgeschichte hinter sich. Die natürliche Faserpflanze war dem Menschen während der Evolution in vielerlei Hinsicht sehr nützlich: Aus den Fasern konnte er sich etwa Kleidung, Seile, Matten und Isolierungsmaterial herstellen, mit den würzigen Blättern seine Kost bereichern. Zufällig entdeckte er, dass der Verzehr einiger Pflanzen eine wohltuende Wirkung entfaltete. Und genauso wie bei Alkohol strebte er danach, die angenehme Rauschwirkung zu steigern: zuerst durch das Trocknen der Blätter und der Blüten, dann durch das manuelle Absondern des Harzes, das allmählich in einer immer höheren Konzentration isoliert wurde. Als er wusste, wie man Pflanzen kreuzt, konnte er durch gezielte Auswahl den Wirkstoffgehalt weiter erhöhen. Diese Entwicklung hat Jahrtausende gedauert, und heute kann man schließlich durch Genmanipulationen noch höhere Wirkstoffgehalte erzielen. Diese Produkte haben nicht das Geringste mehr mit einem »Kulturgut« zu tun, und dass sich Jugendliche damit täglich berauschen, steht in keiner kulturellen Tradition.

Aussagen wie: »In den mohammedanischen Ländern hat Cannabis die Stellung, die bei uns Alkohol einnimmt«[8], sind falsch. Cannabisgebrauch war in den arabischen bzw. nordafrikanischen Ländern traditionell nur erwachsenen Männern vorbehalten. Und heute ist Cannabiskonsum in diesen Ländern ausnahmslos illegal; er wird mit hohen Strafen geahndet.

Gerade wegen der durch chronischen Missbrauch entstehenden Risiken sind die Anti-Cannabis-Gesetze in den »Haschisch-Ländern«[9] besonders streng. So waren es Ägypten und die Türkei, die auf der Opium-Konferenz von 1925 darauf drängten, dass Cannabis in die Liste der gefährlichen Drogen aufgenommen wurde – die Delegierten aller Länder, in denen Cannabis angebaut wird, schlossen sich dieser Forderung an. Dass ein Anbauverbot in diesen Ländern nicht durchgesetzt werden kann, hat komplexe gesellschaftliche, soziale und kommerzielle Gründe, deren Darstellung den Rahmen dieses Buches sprengen würde.

In meinen zahlreichen Gesprächen mit Personen aus den »Haschisch-Ländern« fiel mir auf, dass die kulturelle Bedeutung der

Rauschpflanze Cannabis hierzulande oft überbewertet wird. So wissen z. B. gebildete Inder aus verschiedenen Landesteilen absolut nichts von dessen Gebrauch in religiösen Ritualen Indiens (man berücksichtige aber die Größe und die reichhaltige Geschichte Indiens), und für den modernen Inder scheint Cannabis heute keine kulturelle oder traditionelle Rolle zu spielen.

Die Bewohner aus nordafrikanischen, arabischen oder anderen Ländern in Nahost scheinen ebenfalls kaum positive Berührungspunkte zum Rauschmittel Cannabis zu besitzen. Oder wie mir eine iranische Bekannte sagte: »Der Hanf wuchs in unserem Garten, und als Kind aßen wir Hanfsamen.[10] Haschisch kann man nehmen – zum Spaß, ab und zu mal. Wenn du es jedoch öfters benutzt, wirst du verrückt!«

Ich finde, es zeigt unsere westliche Arroganz, sich von dem kulturellen Erbe von Rauschcannabis nur das »Angenehme« aneignen, das traditionelle Wissen um die schwerwiegenden negativen Auswirkungen chronischen Missbrauchs jedoch ignorieren zu wollen, die nun auf Kosten unserer Jugend schmerzlich »neu entdeckt« und erst wissenschaftlich bewiesen werden müssen, um geglaubt zu werden – Beweise, die mit dem heutigen Wissenstand noch gar nicht erbracht werden können.

Sicher ist: Wie es in keiner westlichen Kultur zulässig ist, dass Minderjährige ohne Einschränkung Alkohol konsumieren dürfen, haben Kinder und Jugendliche in keinem der »Haschisch-Länder« Zugang zu Cannabis.

2. Genussmittel oder Droge?

Pharmazeutisch versteht man unter *Drogen* durch Trocknung relativ haltbar gemachtes Material pflanzlicher oder tierischer Herkunft, das als Arzneimittel, aber auch als Gewürz oder Riechstoff eingesetzt wird.

Rauschdrogen sind Rauschzustände hervorrufende Stoffe natürlicher oder synthetischer Herkunft; wegen der Suchtstoffabhängigkeit auch *Suchtmittel*, wegen der toxischen Nebenwirkungen bei missbräuchlicher Anwendung auch *Rauschgift* genannt. Man unterscheidet nach WHO zwischen einem *Morphintyp, Barbiturat/Alkoholtyp, Cocaintyp, Weckamintyp, Mescalin/LSD-Typ u. Cannabistyp.*[1]

Neuerdings wird in der Öffentlichkeit ein neues Bild über Cannabis kreiert: Er soll nun gar keine Droge mehr sein, sondern ein harmloses Genussmittel. Diese Beurteilung wird manchmal mit der Einführung von Kaffeebohnen in Verbindung gebracht, denn auch Kaffee soll anfangs als »Teufelszeug« beschimpft worden sein – und nun trinken doch alle Kaffee! Es ist auch nicht mehr die Rede von Haschisch, Grass oder Marihuana, sondern von Hanf – als Heil- und Genusskraut.

Der Begriff Hanf setzt unbedenkliche Assoziationen frei: grüne Pflanzenfelder, selbstgewobene, derbe Stoffe, Hanfleinensäcke – bäuerlich und heimelig, alles ganz natürlich und nützlich, so wie Sonnenblumenkerne. Diese Anmutung wird von den Leuten in die Welt gesetzt, die die Haschischwirkung eigentlich kennen sollten. Aber: Von Kaffee oder Sonnenblumenkernen kann man nicht »high« werden! Es ist damit zu rechnen, dass ein solcher Vergleich von denen kritiklos übernommen wird, die mit Cannabis keinerlei oder wenig Erfahrungen haben. Das finde ich ziemlich bedenklich.

Die Verharmlosung zeigt Wirkung. Ich habe mit Eltern gesprochen, die zum Thema Cannabis sagten: »Wir dachten, Hanf sei keine richtige Droge!« – Das stimmt, aber unsere Kinder rauchen keinen Hanf, womit die wirkstoffarme Nutzpflanze gemeint ist, nein, sie rauchen Grass oder Haschisch, sie drehen Tüten oder Joints – das hat mit Sonnenblumenkernen nichts zu tun, sie nehmen Rauschdrogen!

Den meisten Lesern sind die Gefahren und Eigenschaften von Alkohol bekannt, doch nur wenige kennen die von Haschisch. Im folgenden Vergleich sollen die Unterschiede und Gemeinsamkeiten veranschaulicht werden.

Orientierungshilfe: Vergleich mit Alkohol

Gemeinsamkeiten:
- Beide werden zu den »weichen« Drogen gezählt.
- Beide werden in bestimmten Kulturen als »Kulturgüter« betrachtet.
- Beide waren oder sind in bestimmten Gesellschaften Gegenstand von Prohibition oder Strafverfolgung.
- Beide Wirkstoffe kommen in der Natur vor.
- Sowohl THC, der Cannabiswirkstoff, als auch Ethanol, der Wirk-

stoff von Alkohol, sind Nervengifte, die ihre Wirkung durch ihre Toxizität, d. h. ihre Giftigkeit entfalten.

- Die genaue Wirkungsweise beider Rauschmittel, besonders in Bezug auf die Frage, wie und warum der Konsum in eine Abhängigkeit führen kann, wurde bisher nicht vollständig entschlüsselt[2].
- Die toxische Wirkung wird als Rauschzustand erlebt.
- Je stärker der Wirkstoffgehalt, je höher die konsumierte Dosis, desto intensiver der Rausch.
- Der Rausch verursacht körperliche Koordinationsstörungen, macht verkehrsuntüchtig.
- Nur der leichte Rausch kann sozial geteilt werden.
- Der starke Rausch kann nicht sozial geteilt werden: Der stark durch Haschisch Berauschte taucht in seine Innenwelt hinein; der Volltrunkene verliert die Kontrolle, fällt anderen zur Last, wird aggressiv oder schläft ein.
- Missbrauch beider Substanzen kann in eine Abhängigkeit führen.
- Missbrauch beider Substanzen kann zu gravierenden seelischen und körperlichen Schäden führen, deren Entwicklung sich je nach individueller Resistenz erst nach einigen bis mehreren Jahren manifestieren kann.
- Alkoholabhängigkeit kann starke körperliche Entzugserscheinungen hervorrufen. Auch bei schwerem chronischen Missbrauch von Cannabis wird in den letzten Jahren immer öfter ein Entzugssyndrom beobachtet, mit Symptomen wie z. B. Schwitzen, vermehrtem Speichelfluss, Übelkeit oder Diarrhoe, wobei diese Symptome allerdings weniger ausgeprägt sind als beim Alkoholentzug.
- Schwerer chronischer Missbrauch beider Substanzen kann den Ausbruch von Psychosen begünstigen.

Unterschiede:

- THC entfaltet seine Wirkung erst durch Erhitzung der Cannabisprodukte.
- Cannabis enthält Hunderte von cannabinoiden Wirkstoffen einschließlich THC – Alkohol nur einen, nämlich Ethanol.
- Der Haschischrausch besitzt eine völlig andere Qualität als der Alkoholrausch: Je nach THC-Gehalt macht Haschisch »high«. Illusionen und Visionen gehören bei starkem Rausch dazu, werden intensiv erlebt und von »Kennern« geschätzt. – Alkoholrausch

macht nicht »high«: Bevor die Alkoholwirkung so stark wird, dass man »weiße Mäuse« sieht, d. h. Illusionen oder Halluzinationen bekommt, die alles andere als lustvoll sind, wird dem Betrunkenen gewöhnlich übel oder er schläft ein, also hört er normalerweise auf zu konsumieren. Solche Ereignisse sind höchst unerwünscht und kommen eigentlich nur bei einer akuten Alkoholvergiftung oder beim Entzug vor.

- Jugendliche sollten in unserer Gesellschaft einen moderaten Umgang mit Alkohol lernen. – Bei Cannabis fehlen erwachsene Vorbilder, die »Peer Groups«[3] sind bei der Bildung der Konsummuster maßgeblich.

- Wir wissen, wieviel Alkohol in den verschiedenen alkoholischen Getränken enthalten ist und wieviel wir ungefähr vertragen und lernen so den Rausch zu steuern. – Der THC-Gehalt ist nicht standardisiert: Bei den stärkeren Sorten kann man nicht sicher sein, welchen Verlauf der Rausch nehmen wird. Bei gegessenem oder getrunkenem Haschisch ist die Einschätzung noch schwieriger und die Wirkung daher entsprechend unberechenbar.

- Ein Betrunkener leidet unter Selbstüberschätzung, benimmt sich in Wirklichkeit töricht, unbeholfen oder aggressiv. Es kann zu unkontrollierten Gefühlsausbrüchen kommen. Später schämt sich der Betrunkene gewöhnlich für seinen Kontrollverlust. – Der Haschisch-Berauschte verliert ebenso die Kontrolle. Er leidet jedoch auch unter Selbstüberschätzung: Was albern und bedeutungslos ist, erscheint ihm einfallsreich. Am nächsten Tag kann er seine verschlungenen Gedankengänge nicht mehr rekonstruieren und so erlebt er den tatsächlichen Kontrollverlust als Kontrollgewinn, Banalitäten als Zeichen gesteigerter Kreativität.

- Im Vergleich zu Alkohol ist beim Cannabisrausch die Gefahr wesentlich größer, dass der Konsument sich nüchtern fühlt, obwohl die Wirkung noch andauert, wobei er sich z. B. für völlig fahrtüchtig halten kann.[4]

- Der Cannabisrausch verursacht keinen Kater, weil sich THC zunächst im Fettgewebe ablagert und erst nach ca. 3–4 Wochen komplett ausgeschieden wird. – Da Alkohol wasserlöslich ist, wird er innerhalb von einigen Stunden abgebaut; die körperliche Anstrengung führt zu den bekannten Folgen wie z. B. Kopfschmerzen, Übelkeit und Erbrechen.

- Die unangenehmen Folgen übermäßigen Alkoholkonsums funktionieren als eine natürliche Sperre gegen uneingeschränkte Fortsetzung des Konsums.
- Übermäßiger Alkoholkonsum kann eine akute Alkoholvergiftung verursachen, zum Delirium oder sogar zum Tode führen. – Es sind keine durch Überdosierung von Cannabis verursachten Todesfälle bekannt. (Der von Wissenschaftlern vermutete Grund: In den Hirnstammregionen, in denen körperliche Ereignisse reguliert werden, befinden sich keine THC-Rezeptoren.)

Wie »high« macht Haschisch?

Es gibt große Unterschiede zwischen den verschiedenen Cannabis-Produkten, was ihre Rausch-Qualität betrifft. Der amerikanischen Botaniker und Cannabis-Kenner Robert Connell Clarke macht dazu folgende Angaben:[5]

Die aus den Jahren 1974–1995 stammenden Daten (Quelle: *High Times Trans High Market Quotations* oder *THMQ*) umfassen insgesamt etwa 350 verschiedene Haschisch-Proben. Die Preise variieren zwischen 20 und 12000 US-Dollar pro Kilo Haschisch. Hier einige Auszüge:

Jahrgang:	Herkunft:	Beurteilung:
1975–77	*Afghanistan*	*»Ungeheuer starke Wirkung, potent; lässt keine Wünsche offen.«*
1982–84	*Einkauf in Nordamerika*	*»Gut bis exzellent, großartig, bläst dich allerdings nicht in Stücke.«*
1988	*Einkauf in Nordamerika*	*»Himmlisch, umwerfendes High, fährt wie ein Blitz in den Körper.«*
		»Völlig narkotisch, Megadröhnung, sehr schweres Körpergefühl.«
1994	*Einkauf in Nordamerika*	*»Ein paar Züge und du weißt nicht, wo du bist.«*
1974–75	*Einkauf in Westeuropa*	*»Sehr schwer, Dynamit.«*
1985–87	*Einkauf in Westeuropa*	*»... stärker als LSD.«*

Die verantwortungslose Drogenpropaganda, die Cannabis bzw. Hanf als harmloses Genussmittel postuliert, ist meines Erachtens eine gezielte Irreführung – einen echten »Haschischkenner« dürfte sie beleidigen!

Sicher können sich Jugendliche die teure »Megadröhnung« nicht beschaffen. Dennoch: Auch die preiswerteren Sorten sind immer potenter geworden. Während der THC-Gehalt des gängigen Grass in den siebziger Jahren noch bei ca. 2–3 Prozent lag, enthält z. B. die beliebte holländische Sorte »Super Skunk« gewöhnlich 7–8 Prozent THC – genausoviel wie ein high machendes, sehr starkes Haschisch der damaligen Zeit! Man berichtet über Skunk-Proben mit einem THC-Gehalt von 13 Prozent, in Einzelfällen sogar von bis zu 27 Prozent. Doch auch die milderen Sorten üben dieselbe raffinierte Manipulation des Gehirns aus und lagern sich im Fettgewebe, auch im Gehirn ab, nur langsamer.

In Bezug auf die auch unter Experten beliebte Feststellung »Alkohol ist viel gefährlicher« bleiben viele Fragen offen, wie z. B.:

- Für wen ist Alkohol gefährlicher und unter welchen Umständen?
- Welche Konsumfolgen werden miteinander verglichen: Leberschäden und Herz-Kreislaufstörungen von Personen mittleren Alters auf der einen und seelische und soziale Folgeschäden junger Cannabisabhängiger auf der anderen Seite?
- Auf welcher Basis könnten die völlig unterschiedlichen Folgen überhaupt miteinander verglichen werden?

Die Aussage: »Alkohol ist viel gefährlicher« wird gern aufgeworfen, doch nicht erklärt oder relativiert. Denn nur die 14–18-Jährigen betreiben Missbrauch von Cannabis in einem bedeutenden Umfang. Ab einem Alter von etwa 25 Jahren sinkt der Konsum kontinuierlich, und von den etwa 30-Jährigen kiffen nur noch wenige öfter als einmal im Monat,[6] während der Alkoholkonsum in allen Altersgruppen mehr oder weniger verbreitet ist. (Dementsprechend sind die Cannabisklienten der ambulanten Beratungen selten älter als 25 Jahre alt – Alkoholkranke dagegen sind selten jünger als 30 Jahre!).[7]

Ich kenne keine vergleichende Studie, die eine Situation reflektieren würde, in der Erwachsene bis ins Alter im gleichen Ausmaß Cannabis konsumieren würden, wie sie heute Alkohol trinken. Zu einem fundierten Vergleich fehlen die Daten.

Ein direkter, undifferenzierter Vergleich fördert das geringe Risiko-

bewusstsein bei Jugendlichen! In den deutschen Schulen gibt es kaum
Pausentrinker, dafür aber zigtausende Pausenkiffer!

Cannabis – eine Einstiegsdroge?

Definition »Einstiegsdroge«

Als *Einstiegsdroge* wird ein Rauschmittel bezeichnet, durch dessen
Benutzung der direkte Einstieg in Konsum harter Drogen erfolgen
soll.

Welche Drogen können Einstiegsdrogen sein?

Es gibt viel Verwirrung und kaum Einigkeit über eine richtige Ant-
wort auf diese Frage. Heute werden meistens Alkohol und Tabak als
Einstiegsdrogen betrachtet, weil deren Konsum dem Cannabiskonsum gewöhnlich vorausgeht. Sie sind eindeutig Einstiegsdrogen in
den Cannabiskonsum, denn es ist ungewöhnlich, dass Nichtraucher
und Nichttrinker kiffen.

Cannabis als Einstiegsdroge

Weit über 90 Prozent der Jugendlichen zwischen 14 und 24 Jahren
werden Erfahrungen mit alkoholischen Getränken machen. Der
Anteil derer, die irgendwann Zigaretten probieren, liegt bei etwa
70 Prozent.[8] Es ist unwahrscheinlich, dass Jugendliche, die nie gekifft
haben, direkt von Alkohol und Tabak dazu übergehen, mit Naturdrogen oder Ecstasy zu experimentieren. Kaum jemand, der nie gekifft hat, geht direkt von Tabak oder Alkohol dazu über, Kokain zu
probieren. Auch das geht fast immer erst über Cannabis. Wollte man
den Begriff Einstiegsdroge jedoch derart definieren, dass der Cannabisgebrauch unausweichlich zum Konsum harter Drogen und in
schwere Drogensucht führt, ist diese Zwangsläufigkeit nicht zutref-
fend. Aus diesen Überlegungen heraus wird es klar, dass es heikel ist,
sich in die eine oder andere Richtung festzulegen, was den Begriff
»Einstiegsdroge« betrifft.

Doch einen Umsteigeeffekt kann Cannabis durchaus für diejenigen haben, die ihn missbrauchen. Bei fortgesetztem, regelmäßigem
Konsum schwächt sich die Wirkung allmählich ab (Toleranzbildung), und so besteht die Möglichkeit, dass der Konsument durch
Probieren anderer Drogen Besserung seines Befindens und einen

neuen »Kick« suchen wird. In zahlreichen Fallbeispielen bestätigen auch Drogensüchtige selbst, dass Cannabis ihre Einstiegsdroge war, und entsprechende Umfragen belegen diese Berichte: 83 Prozent von 100 Drogensüchtigen waren laut einer deutschen Studie Cannabisumsteiger.[9] Laut einer Befragung in den USA gaben 80 Prozent von 1 003 Heroin- und Crack-Konsumenten an, ihre Drogenkarriere mit Cannabis angefangen zu haben.[10]

Die Umsteigequote variiert je nach Studie, doch weil niemand von vornherein verlässlich voraussagen kann, auf wen der Umsteigeeffekt zutreffen wird, ist jeder Jugendliche, der schweren Cannabismissbrauch betreibt – wenn er also jeden Tag kifft –, langfristig sehr gefährdet:[11] So werden laut Studien diejenigen, die nie Cannabis konsumiert haben, auch nie Kokain probieren. Die Rate steigt proportional mit der Konsumhäufigkeit: 20 Prozent von denjenigen, die 3–10mal Cannabis konsumierten, nahmen laut Studie auch Kokain. Bei einer Konsumhäufigkeit von 100mal oder mehr stieg die Quote auf 75 Prozent.[12]

Neueste, breit angelegte Studien aus den Jahren 1995, 1999 und 2000, u. a. aus der Schweiz, belegen eindeutig, dass Cannabismissbrauch ein wesentlicher Risikofaktor ist, auch härtere Drogen zu konsumieren.[13]

Wer Haschisch oder Marihuana/Grass als harmlosen »Hanf« bezeichnet, redet Unsinn. Es ist fast genau so ein Unsinn, wie eine Behauptung, Opium sei nichts anderes als Mohnkuchen: entweder eine bewusste Irreführung der »Uneingeweihten« oder pure Unwissenheit. Dabei wird der Versuch gemacht, die Nutzpflanze Hanf mit dem Rauschmittel Marihuana oder Haschisch gleichzusetzen.

Leider dürfen die legalen Drogen Alkohol und Tabak in dieser Gesellschaft werbewirksam vermarktet werden, was eine zu Recht kritisierte Diskrepanz zu der Kriminalisierung von Cannabis-Produkten darstellt. Es ist gut, wenn Jugendliche die Risiken von Alkoholkonsum kennen, werden sie doch gern als Argument für die vermeintliche Harmlosigkeit von Haschisch zitiert: »Alkohol ist viel gefährlicher!« Weil zu viel Alkohokonsum tödlich wirken kann, ist dies natürlich in der letzten Konsequenz auch richtig. Doch auf dieser Basis macht ein Vergleich keinen Sinn: *Cannabismissbrauch von Jugendlichen birgt ganz andere Risiken, auch wenn er nicht tötet.*

Jugendliche müssen die Gefahren regelmäßigen Cannabismissbrauchs ebenso zur Kenntnis nehmen. Doch hier wird die gesellschaftliche Aufklärungspflicht bislang sehr vernachlässigt.

3. Der Cannabisrausch

Was ist ein »High«?

Bloßes Davon-Hören oder Etwas-darüber-Lernen verhilft uns nicht dazu,
in die innere Natur der echten Wirklichkeit selbst einzudringen.
Daisetz Teitaro Suzuki: »Der Weg zur Erleuchtung«

Wenn die Pforten der Wahrnehmung rein wären,
würde alles in der Welt dem Menschen so erscheinen, wie es ist, grenzenlos.
William Blake: »Die Hochzeit von Himmel und Hölle«

Wie Cannabiswirkstoffe ihren Weg in den menschlichen Organismus finden und wie die Wirkung dort ausgelöst wird, erforscht man erst seit den achtziger Jahren vorwiegend in den USA.

Eine menschliche Zelle kann bis zu 10 000 verschiedene Nachrichten gleichzeitig aufnehmen. Eine zellinterne, Informationen und Reize empfangende Einrichtung muss die Nachrichten aussortieren und darüber entscheiden, welche weitergeleitet werden, sonst würde eine ständige Verwirrung entstehen. Dieses Aussortieren gleicht einer Zensur, die eine den menschlichen Sinnen angeglichene, harmonische Reizübertragung ermöglicht.[1] THC manipuliert diese zellinterne Reiz- und Signalverarbeitung, greift in ihre Vorgänge ein. Dazu werden Rezeptoren als Empfangseinrichtungen gebraucht.

Was sind THC-Rezeptoren?

Da THC fettlöslich ist, kann es sich nur im fetthaltigen Gewebe binden, und so müssen die Rezeptoren auch fetthaltig sein. Im Gehirn eignen sich dazu die Rezeptoren, an denen proteinhaltige *Botenstoffe*, die sogenannten *Neurotransmitter* koppeln. Neurotransmitter haben die Aufgabe, von außen kommende Sinnesreize und Informationen in den Nervenzellen zu empfangen, zu verarbeiten und weiterzuleiten. Gewisse Neurotransmitter stellen sich dem THC als seine *Liganden* zur Verfügung, sind gewissermassen seine »Verbündeten«, und das THC kann an sie andocken. Die körpereigenen THC-Liganden, die sich ebenso an den THC-Rezeptoren binden, gehören zu der Gruppe der sogenannten *Anandamine*, die der Körper z. B. bei Verarbeitung von Schmerz einsetzt. Sowohl ihre Wirkungsweise als auch ihre chemische Struktur ähneln denen des THC. Wegen dieser Eigenschaften fungieren die Anandamine als *Agonist*, d. h. »Mittäter« der Cannabinoide, damit das THC seine Wirkung entfalten kann.[2]

Wo befinden sich THC-Rezeptoren?

THC-Rezeptoren sind vorhanden im Hirngewebe und im Zentralnervensystem. Möglicherweise gibt es noch unentdeckte Rezeptoren, nach denen noch geforscht wird. Außerdem binden sich Cannabis-Wirkstoffe in der Lunge, im Herz, in der Milz, in den Sexualorganen und in den Zellen des Immunsystems.

Große Mengen von THC-Rezeptoren befinden sich in den folgenden Hirnregionen:

- Im *Kleinhirn* und in den *Basalganglien:* Basalganglien sind paarig angeordnete Nervenzellen tief im Hirninneren. Zusammen sind diese beiden Hirnregionen zuständig für z. B. die Koordination und Feinabstimmung der Sprache und der Bewegungsabläufe, über das Zentralnervensystem übermittelte Reizübertragung, Empfang und Auswertung der übermittelten Reize wie z. B. Schmerz, Druck, Temperatur usw.
- In der *Hirnrinde:* Die Nervenfasern der Hirnrinde legen sich zu Bahnen zusammen und stellen eine Verbindung sowohl in der Hirnrinde als auch zwischen den beiden Gehirnhälften sowie den höher und tiefer liegenden Abschnitten des Zentralnervensystems. Diese Hirnregion ist zuständig für Gedanken, Empfindungen, Wahrnehmungen, Erinnerungen, Entscheidungen; für Sprache, Regulierung von Bewegungen (Motorik).
- Im *Stirnbereich:* Er ist zuständig für abstraktes Denken, Kreativität, Bewusstsein, Persönlichkeit.
- Im *Hippocampus:* Er ist zuständig für Gedächtnis, besonders für Kurzzeitgedächtnis.

In den *Hirnstammregionen* (verlängertes Rückenmark, Brücke und Mittelhirn), die zu den ältesten Teilen des Gehirns gehören und Atmung sowie Kreislauf regulieren, binden sich Cannabinoide nicht.

Dies mag erklären, warum auch eine Überdosis von THC weder Brechreiz oder andere unangenehme körperliche Folgen verursachen noch zum Tode führen kann.[3]

Wie entsteht ein »High«?

Das Gehirn verfügt über spezifische neuronale Schaltkreise, mit deren Hilfe es Gefühle wie Belohnung und Lust entstehen lässt. Die Botenstoffe *Dopamin, Serotonin* und die Gruppe der *Endorphine* spielen hierbei eine wichtige Rolle, und ihr Stoffwechsel bewirkt das seelische Wohlbefinden, die Entstehung von Glücksgefühlen und ist auch zuständig für einen gesunden Appetit oder für die körpereigene Fähigkeit, Schmerzen zu unterdrücken. Die Stoffwechselvorgänge dieser Botenstoffe werden von den neuronalen Schaltkreisen dirigiert und zusammengenommen als das *Belohnungssystem* des Gehirns bezeichnet. Der aktivierende oder intensivierende Einfluss auf diese Belohnungsmechanismen ist ein gemeinsames Merkmal, das alle von Menschen missbrauchten Substanzen miteinander teilen.[4] Durch ihre Wirkung wird die Ausschüttung der Botenstoffe entweder gehemmt oder provoziert, der natürliche Stoffwechsel infolgedessen verändert, wodurch Gefühle wie der »Kick« oder das »High« entstehen. Cannabis kann – nach dem gleichen Muster wie alle anderen Rauschmittel auch – durch eine verhaltensverstärkende Wirkung auf das Belohnungssystem in Abhängigkeit führen.[5]

Fachleute vermuten, dass die Cannabiswirkung auf eine Störung in der Regulierung der Reizübertragung beruht, was zu einer Reizüberflutung führt und als Intensivierung der Empfindungen erlebt wird, sowie auf ein Ansprechen auf das hirninterne Belohnungssystem, wobei diese zwei Mechanismen wahrscheinlich in einer Wechselwirkung stehen.

Einmal Kiffen – was ist das für ein Gefühl?

> Das Marihuana-High – Es fühlt sich gut an, schwindelerregend, rundum glücklich und kichernd, wie ein frisch gebadetes Baby.[6]

Wer die Haschischwirkung kennt, kann leicht verstehen, warum sie gerade auf heranwachsende Jugendliche eine so große, geradezu magische Anziehungskraft ausübt, denn in einem Cannabisrausch kann man sich wahrlich vorkommen wie Alice im Wunderland. Dass diese

Wirkung pure Illusion und eigentlich eine Lüge ist, die auf massiver chemisch-toxischer Manipulation beruht, ist jungen Leuten nicht leicht verständlich zu machen.

Die Rauschwirkung fängt etwa 10 Minuten nach dem Konsum an und dauert bis zu 2–3 Stunden, manchmal bis zu 4–5 Stunden. Bei gegessenem oder getrunkenem Cannabis setzt die Wirkung, die stärker ist, langsamer ein und dauert länger.

Weil der Wirkstoffgehalt der Cannabis-Produkte stark variiert, ist die Wirkung immer unterschiedlich: Je stärker der THC-Gehalt, desto intensiver der Rausch, wobei psychoaktive Substanzen bei jedem Menschen eine individuell unterschiedliche Wirkung auslösen.

Bei den schwächeren Marihuana-Sorten setzt vielleicht Entspannung ein, man fühlt sich lustig, einfach rundum happy; bei stärkerem Haschisch entfaltet sich ein echter Rauschzustand, ein »High«.

Allgemein werden die subjektiven Empfindungen während der Rauscherlebnisse wie folgt beschrieben:

- Der Moment wirkt wie eine Ewigkeit, wird mit einer unglaublichen Tiefe empfunden – das Zeitgefühl verschwindet.
- Man fühlt sich ausgelassen, fröhlich, findet alles lustig, muss viel kichern und lachen.
- Alltägliche und unbedeutende Vorgänge gewinnen an Bedeutung und werden sehr intensiv erlebt.
- Alltägliche Gespräche gewinnen an Tiefe, es werden verborgene, verschlungene »Zusammenhänge« erkannt, die genial und einmalig erscheinen.
- Man fühlt sich von fantastischen Einfällen und neuartigen Assoziationen geradezu überflutet.
- Musikhören gewinnt eine neue, bisher unbekannte Dimension.
- Je nach Stärke des Rausches können Farben intensiver wahrgenommen werden, es können farbenfrohe Illusionen entstehen: Man kann z. B. Musik in Farben, in bunten Blumen sehen.
- Auch andere Sinne fühlen sich »geschärft«. Geruchs- und Geschmackssinn werden »intensiver«. (Es ist bei Jugendlichen sehr beliebt, im Haschisch-Rausch regelrechte Fressorgien zu feiern, vorzugsweise mit Süßigkeiten.)
- Sexualität gewinnt eine illusorische Tiefe, man empfindet eine erhöhte Sinnlichkeit.

- Alles im allen: Die Umwelt gewinnt scheinbar an »Bedeutung«, an Fröhlichkeit, Freude und Farbe.
- Je höher der THC-Gehalt, desto psychedelischer die Wirkung, das heißt bei einer sehr starken Dosis kann es zu Halluzinationen kommen, und das »High« wirkt wie ein Mini-LSD-Trip.

Wenn der Trip zum Horror wird

Jeder Rausch kann einen unvorhersehbaren und unter Umständen auch unkontrollierbaren Verlauf nehmen. So kann eine fröhliche Stimmung mitten im Rausch ohne erkennbaren Grund plötzlich umschlagen, der Berauschte auf nüchterne Betrachter unberechenbar und bedrohlich wirken. Von außen kommende Einflüsse können die Wirkung verändern, was im Nachhinein kaum zu rekonstruieren ist, weil die Umwelt im Rausch verzerrt erlebt wurde.

Die angenehme Wirkung hat eine Kehrseite, den sogenannten »*Horror Trip*« oder »*Bad Trip*«. Darunter versteht man Rauscherlebnisse, die dem Berauschten Angst machen und eine unvorhersehbare Panik auslösen können. Die Realität wird albtraumhaft erlebt: Man fühlt sich z. B. verfolgt oder einer tödlichen Bedrohung wehrlos ausgeliefert. Das Erlebte kommt wie eine gruselige Realität vor, aus der es kein Entrinnen gibt, z. B. kann der Berauschte Todesangst spüren oder hat Angst, den Verstand zu verlieren. Solche Rauscherlebnisse kommen laut einigen Drogenexperten eher bei unerfahrenen Konsumenten vor, was jedoch nicht der Fall sein muss, und in der Tat können sie jedem, auch einem erfahrenen Haschischkonsumenten widerfahren.[7]

In sogenannten »*Flash Backs*«, »Wiederaufflackern« oder Nachrausch, wiederholt sich das Rauscherlebnis unerwartet und kann Tage oder Wochen nach dem Konsum erneut auftreten. In einer leichten Form kommen sie öfters vor, in einer starken relativ selten.

Von manchen Fachleuten werden die *Horror Trips* und die *Flash Backs* als psychische Störungen oder als Wahrnehmungsstörungen bezeichnet, aber man darf nicht vergessen, dass auch der angenehm erlebte Rauschzustand eine Wahrnehmungsstörung ist, nur von positiv empfundener Qualität, und keineswegs ein natürlicher seelischer Zustand. Bei einem Horror Trip wird das Gehirn von negativen statt von positiven Reizen überflutet. Der Berauschte selbst dürfte genausowenig Einfluss darauf haben wie wir auf unsere nächtlichen Träume, die manchmal – aus kaum nachvollziehbaren und bisher weitgehend unbekannten Gründen – eben keine süßen, sondern Albträume sein können.

Wie die unerwünschten Rauscherlebnisse entstehen, weiß man bis heute nicht. Sie sind noch nicht wissenschaftlich geklärt. Man ist auf die Verlässlichkeit persönlicher, subjektiver Schilderungen angewiesen. Auf Internet-Chatseiten tauschen sich Kiffer über negative Rauscherlebnisse aus, und dort kann man sich in unzähligen authentischen Berichten darüber informieren.

Körperliche Auswirkungen

Der einmalige Haschisch-Rausch hat geringe körperliche Auswirkungen:

- Der Herzschlag wird beschleunigt, was der Betroffene nicht immer merkt.
- Die Pupillen erweitern sich und können bis zum nächsten Tag erweitert bleiben.
- Die Augen können rot werden, »*Rabbit eyes*«.
- Der Appetit kann angeregt werden – häufig verspürt der Berauschte Hunger auf Süßigkeiten.
- Manchmal verspürt er vermehrten Durst, hat einen trockenen Mund.
- Psychomotorische und kognitive Beeinträchtigungen können Unfallrisiken erhöhen und zu Fahruntüchtigkeit führen.[8]

Einmaliger Cannabiskonsum führt zu keinen mit Alkoholkater vergleichbaren Auswirkungen, ganz gleich wie intensiv der Rausch war. Man fühlt sich am nächsten Tag höchstens ein bisschen matt, müde und unkonzentriert.

Das »High« – und die Kehrseite
Schwarzer Afghane

Hamburg, Anfang der siebziger Jahre: eine Party in einem verfallenen Altbau, der Raum verdunkelt, mit Kerzen beleuchtet.

Sofort verspüre ich den schweren süßen würzigen Duft. Die meisten Gäste trinken Cocktails, unterhalten sich angeregt. Doch manche sitzen in kleinen Gruppen auf dem Boden, lassen eine dicke Zigarette kreisen – bläulich-silbrig-weißer Rauch schwirrt in der Luft. Die Raucher in sich

42

versunken, unansprechbar in ihrer inneren Welt. Einer von ihnen fällt mir auf, denn er sieht besonders gammlig aus: schwarz gekleidet, mit langen, verwuselten Haaren, reichlich Ketten am Hals und am Armgelenk. Ich höre, dass er ein berühmter Pop-Sänger ist. Er sieht aus wie ein verlotterter Hippie, tiefsinnend, in seine Apathie eingetaucht. Für einen Außenseiter wirken Kiffer wie Zombies.

Szenenwechsel. Ich lebe mit meinem Freund zusammen. Er hatte in einer Rockband gespielt und öfters Haschisch geraucht. An einem Wochenende schleppt er mich in eine heruntergekommene Wohnkommune mit, besorgt Haschisch.

Es wurde zur Gewohnheit, jedes Wochenende aus der WG Haschisch zu besorgen, zu rauchen, Musik zu hören. Haschischrauchen war zu jener Zeit nicht üblich, und ich hatte ständig ein schlechtes Gewissen. Aber die Wirkung war einmalig schön. Wir hörten Led Zeppelin oder Joe Cocker: Harry hatte eine tolle Stereoanlage, gekoppelt mit einer Lichtanlage – ich sah die Musik in bunten Blumen – verschlungene Blumengärten in fröhlich hellen Farben, genauso verworren eingeordnet wie die Töne, die ich, vereinzelt und verflochten zugleich, wahrnahm. Ich fühlte mich wohlig – wie in eine purpurne Watte gepackt. Es war schön, bis Harry einen Horrortrip hatte und ich Harry in dem Zustand, selbst unter starkem Haschischeinfluss stehend, erlebte und Todesangst bekam.

Wir redeten nie mehr über das Geschehene. Und wir rührten Haschisch nie mehr an ...

Mit der Umgebung oder mit unserer Stimmung hatte es nichts zu tun. Es war ein Sonnabend wie unzählige Sonnabende zuvor: Wir wollten nur unseren Spaß haben! Doch aus dem Spaß wurde bitterer Ernst.

Eines stand für mich von nun an fest: Die Wirkung von Haschisch kann völlig unberechenbar sein.

Ich erzählte meinen Töchtern von dem Erlebnis. Sie glaubten mir nicht, sagten: »Mama, was hattest du denn da geraucht!« – Ja, ich hatte den echten, heute kaum erhältlichen Schwarzen Afghanen bester Qualität geraucht.

Frühjahr 1997: Lustig, locker und cool drauf!

Die ersten Male verspürte Krissy gar nichts. Warum hörte sie dann nicht auf? Sie sagt, nachdem sie so viel Positives darüber gehört habe, sie es einfach wissen wollte. Irgendwann stellte sich die Wirkung doch noch ein, und ihr Leben wurde bunt und lustig. Krissy war keine graue Maus, sie war auch nicht introvertiert, aber wenn man etwas entdeckt im Leben, was das Leben als noch schöner erscheinen lässt, und die ganze Welt beteuert, dass es gut sei, ganz harmlos – na, wer da nicht mitmacht, ist doch doof. Oder?

Krissy und ihr Freund Stephan haben gelacht und gelacht. Egal was man tat, es brachte »voll die Böcke«. Man muss es sich ungefähr so vorstellen: Du gehst los und kaufst dir einen Lolli. Die Verkäuferin grinst dich an, fragt: »Welche Farbe soll's denn sein?«, und du musst voll ablachen: Welche Farbe, ist doch egal, knallig bunte Farben, zum Schreien komische Lolli-Männchen. Endlose Lachsalven, du kannst nicht aufhören: Etwas Ulkiges strömt ständig auf dich zu: Leute, die beim Gehen schlurfen, am Eis lutschen, du hast immer Grund zum Lachen, immer nur lachen, du kannst nicht mehr, und dann siehst du eine Reklame: Die Worte verheddern sich, dehnen sich, verschlingen sich, machen Sinn im Unsinn; über das witzige blöde Bild musst du kichern, über die Langweiler, die vorbei huschen und entgegen rennen; alles stürzt auf dich ein, vertraut und urkomisch zugleich! – Das ist Hachischrausch im Alltag: albern und ausgelassen. Immer gut drauf, immer locker, wen soll es nicht gefallen, in Zeiten, in denen gerade das angesagt ist.

Du steigst in den Bus, der fährt und fährt, fast unheimlich, aber geil, bergab, bergauf: wie auf der Achterbahn, hoch und runter, du kannst dich kaum halten, es ist rasend komisch, raubt dir den Atem – die anderen peilen nichts. Du und dein Freund, ihr wisst, was hier abgeht, die anderen nicht, die sind draußen, ihr seid drin, und es geht ab, voll witzig. Ihr guckt euch an, müsst noch mehr lachen … Die grimmigen Gesichter, jemand, der Kaugummi kaut, kaut und kaut und kaut, Gesicht verzogen, eine Fratze, ein Harlekin. Du kannst es bald nicht mehr ertragen, du musst kichern, der kommt aus dem Zirkus, innerlich lachen, wonnig und warm innen drin. Du fühlst dich behaglich, bist glücklich, eins mit dir und der Welt, in einer chaotisch kunterbunten Harmonie.

Ihr steigt aus am Park, die Blumen lächeln – einzelne Blumen, deine Freunde, die Farben so frisch, jedes einzelne Blatt, jede Blüte vibrierend vor Lebensfreude. Ihr geht an Marktbuden vorbei: die knallroten Tomaten, getaucht in Perlen glänzenden Taus, der kugelrunde, leuchtende Apfel, du beißt rein, und es schmeckt wie Nektar aus Milch und Honig. Himmlisch! Musikhören, ein Pop-Konzert – alles wird schöner, füllt sich prall mit Leben durch Haschisch.

Krissys Lieblingssorte war »Purple Haze«, das etwas lila gefärbt ist. Das und den »Roten Marokkaner« gab es nur selten, und sie musste mit

44

»Grüner Türke« und mit »Skunk« vorliebnehmen. Meistens besorgte
Stephan den Stoff. Krissy genoss das Leben in vollen Zügen!

Herbst 1998: Längst kein Spaß mehr
Mein Mann war verreist, meine Nichte zu Besuch bei uns. Wir saßen gemeinsam am Esstisch, als Krissy völlig bekifft nach Hause kam. Sie setzte
sich zu uns und kicherte, hatte einen schielenden Blick. Ich sagte, ich
fände es nicht so schön, dass sie in dem Zustand mit uns essen wollte, und
bat sie, hinauf in ihr Zimmer zu gehen. Sie ging, immer noch kichernd.
Nach einer Weile kam sie wieder herunter. Ihre Stimmung war umgeschlagen, sie wirkte auf uns unheimlich. Sie setzte sich zu uns, starrte uns
mit glasigen, leeren Augen an. Wir hatten Angst, denn wir hatten das
Gefühl, dass sie jeden Moment einen der schweren Kerzenleuchter
greifen könnte, um damit auf uns loszugehen. Zum Glück stand sie wieder auf und verschwand in ihr Zimmer.
Inzwischen war auch Julia mit ihrer besten Freundin nach Hause gekommen. Ich sagte zu ihnen: »Krissy kifft zu viel. Sie dreht allmählich durch.«
Die Erwiderung der beiden: spöttisches Gelächter.
Am nächsten Tag sprach ich Krissy an, fragte, ob sie nicht auch meine,
dass das ständige Kiffen nicht gut für sie sei. Krissys Reaktion: »Halt die
Fresse, du …!« – Meine Tochter war 18 – in den schwierigsten Zeiten der
Pubertät hatte sie sich nie derart schlecht benommen.

4. Der Dauerrausch

> Das unwissende Kind streckt seinen Finger ins Feuer, und das Feuer
> brennt es. Das Kind hat einen Fehler gemacht und lernt durch das Leid.
> Warum hat es den Finger ins Feuer gestreckt? Weil es eine Freude haben
> wollte, doch in der falschen Richtung danach suchte.
>
> *Der Eingeweihte*[1]

Es wundert nicht, dass gerade heranwachsende Jugendliche von der
Cannabis-Wirkung völlig angetan sind, denn sie kreiert eine illusorische Welt, die einerseits froher und farbiger erscheint, andererseits
negative Gefühle und Frust zu dämpfen scheint. Dadurch fühlen sich
Jugendliche gegen die seelischen Turbulenzen der Pubertät gefeit:
Liebeskummer tut dann nicht mehr so weh, Prüfungsangst scheint
sich zu verflüchtigen, Enttäuschungen über schlechte Noten kann

man leichter »wegstecken«. Die Wirkung kann Schüchternheit oder Unsicherheitsgefühle übertünchen – man ist locker und »cool drauf«. Diese vorübergehende Erleichterung kann ein gefährlicher Verführer sein, denn die Ursache ist eine neurotoxische Vergiftung und Manipulation der natürlichen und sensiblen Stoffwechselvorgänge im Gehirn.

Jugendliche, die in der Probierphase ein starkes negatives Rauscherlebnis erfahren, sind womöglich ein für alle Mal von Haschisch kuriert und hören auf, damit zu experimentieren. Laut Umfrage gaben 47 Prozent der befragten jungen Cannabiserfahrenen an, wegen fehlender bzw. unangenehmer Wirkung den Konsum aufgegeben zu haben.[2] Andere dagegen, die den Rausch durchgehend als positiv erleben, können von der verführerischen Wirkung völlig fasziniert sein und immer intensiver konsumieren.

Positive Berichte von erfahrenen Konsumenten tragen dazu bei, dass mögliche Bedenken über negative Folgen und Risiken ausgeblendet werden. Die verniedlichenden Impulse aus den Medien wie z. B. »Der lustige Pausenkiffer« in einem Kinofilm, Huldigung von Kiffen in einigen Rap- und Hip Hop-Songs, mit Hanf-Blättern verzierte Outfits mancher Pop-Stars tun ihr Übriges, runden die Informationen ab und bestätigen sie. Gepaart mit jugendlicher Selbstüberschätzung und der euphorisierenden Haschischwirkung rücken Anfangszweifel rasch in die Ferne, und so kann sich der Wunsch verstärken, den Konsum fortzusetzen.

Gerade die Selbstbewussten werden sich vielleicht eher sagen: »Mir passiert nichts, ich bin ja nicht labil! Ich bin stark und werde die Kontrolle schon nicht verlieren.«

Der Reiz des Verbotenen kommt hinzu: Wenn in der Nähe von Schulen in Böschungen oder in Parkanlagen gekifft wird, ist das Risiko, ertappt zu werden, minimal. Wer die Augen aufmacht, sieht sie, die Cliquen der »Pausenkiffer«, und sie sind oft nicht älter als 13–14 Jahre.

Weil Haschisch in dieser Phase noch kaum allein geraucht wird, spielt der Freundeskreis bzw. die Gruppendynamik eine große Rolle, und so bilden sich enge Kiffer-Freundschaften, die sich im Laufe der Zeit derart verfestigen, dass Jugendliche kaum noch Interesse daran haben, Freunde zu treffen, die »clean« sind. Dabei erfährt der tägliche Haschischkonsum eine Normalität und wird entproblematisiert, denn was als »normal« angesehen wird, kann nicht gleichzeitig ein »Problem« sein.[3] Aus dem Drogengebrauch wird oft mehr als blanker Zeitvertreib – eher so etwas wie ein Hobby oder ein Lebensstil. Dazu gehört die richtige »Gesinnung«: der Austausch mit Gleichgesinnten im Internet, szenenahe Magazine und Bücher, die passende Musik- und Modeszene. Eine verzweigte »Industrie« hat sich um die Kultdroge Cannabis gebildet: Man kann sich mit vielen kunstvoll gestalteten Utensilien und Accessoires beschäftigen, sie sammeln, Cannabispflanzen aufziehen. Oder sich für Legalisierung engagieren usw.

Irgendwann im Laufe des Prozesses müsste sich die Vernunft einschalten und den Konsum derart stabilisieren, dass es beim gelegentlichen Experimentieren oder bei einem »besonnenen«, bedachtsamen und kontrollierten Umgang bleibt.[4]

Da die seelische Stabilität im Alter von 14–18 Jahren noch nicht ausgereift, die Besonnenheit keine typisch jugendliche Eigenschaft ist und kontrollierter Konsum ein stabiles Selbstbild voraussetzt, sind Jugendliche mit einer solchen Erwartung oft überfordert.[5] So wird es nicht jeder Jugendliche schaffen – oder schaffen wollen –, seinen Konsum »in den Griff« zu bekommen. Wegen der irrigen Annahme über die Harmlosigkeit von Cannabis ist der jugendliche Umgang damit oft viel sorgloser als z. B. mit Alkohol; die süchtig machenden Eigenschaften werden stark unterschätzt und ignoriert, weil man daran nicht glaubt, oder sie sind noch nicht einmal bekannt.

Erst wenn es zu einem Problemkonsum gekommen ist, fangen Jugendliche an, auch allein und aus negativen Motiven zu konsumieren. Während der bisherige Gebrauch mit keinen erheblichen Mehrkosten verbunden war, wird die Geldfrage nun mehr und mehr zu einem Problem.

Da sich bei chronischem Gebrauch die Wirkung mit der Zeit abschwächt, hat dies oft eine allmähliche Dosissteigerung zur Folge, weil man hofft, dass die frühere, intensive Wirkung irgendwann wiederkehren würde. Da man sich ohne Haschisch bald nicht mehr gut fühlt, wird die Konsumhäufigkeit erhöht, mehrmals pro Woche bis täglich, später sogar mehrmals täglich. Langsam und schleichend – das ist das Heimtückische bei Haschischkonsum – können sich nun negative Auswirkungen einstellen, die anfangs weder von der unmittelbaren Umgebung, geschweige denn vom Betroffenen selbst als solche erkannt werden, denn sie werden selten mit Haschischkonsum in Verbindung gebracht. Vom Erstkonsum bis hin zu diesem Stadium kann es unterschiedlich lange dauern: von etwa einem Jahr bis hin zu mehreren Jahren.

Wie man sich mit der Zeit fühlen kann

> Am Morgen ein Joint, und der Tag wird dein Freund!
> Kiffen macht gleichgültig. – Ist mir doch egal!
>
> *Kiffer-Sprüche*

Die euphorische Wirkung flaut allmählich ab

- Der Kiffer empfindet die Wirkung allmählich als zunehmend negativ, aber er konsumiert weiter, denn:
- Er wartet auf den früheren »Kick«, der sich nicht mehr einstellt.
- Er muss die Dosis erhöhen, weil die Wirkung nachlässt.
- Früher rauchte er Cannabis, um »high« zu werden, nun raucht er, um sich halbwegs normal zu fühlen.
- Nach dem Rauschausklang fühlt er sich leer und freudlos.
- Er wird immer passiver, fühlt sich oft schlapp und müde.
- Wenn er nicht kifft, bekommt er Schlafstörungen.
- Seine Stimmung kann irrational schwanken.
- Er kann sich scheinbar grundlos gereizt und oft auch aggressiv verhalten[6].
- Bei hoher Dosis und chronischem Missbrauch kann der Sprachgebrauch verrohen, und die geistige Leistungsfähigkeit und das Kurzzeitgedächtnis werden gemindert.

Weitere mögliche Veränderungen werden in der Fachsprache *AMS – amotivationales Syndrom*[7] genannt, wie z. B.:

- Der Kiffer vernachlässigt immer mehr seine Verpflichtungen.
- Er leidet unter Mangel an Initiative und Motivation, wird gleichgültig, verliert das Interesse an Dingen, die ihm bisher Freude bereitet haben.
- Er gibt langfristige Ziele auf, verliert das Durchhaltevermögen.
- Obwohl sein Leistungsniveau objektiv fällt, fühlt sich der Betroffene von erhöhter Kreativität beseelt, die jedoch meistens ins Leere läuft, denn in dieser Phase ist sie mit einer aktiven Umsetzung selten gepaart, wozu der Betroffene oft keine Initiative oder Energie mehr aufbringen kann.[8]

Die Haschischwirkung kreiert eine scheinbare, unwirklich erlebte Realität, und der Betroffene kehrt sich in seinem Dauerrausch immer mehr nach innen.[9] Die Haschischwirkung verweigert die bisher so euphorischen Erlebnisse, beschert dem Berauschten zunehmend dunkle Visionen. Die Wahrnehmungen täuschen ihn, und er glaubt, dass nicht sein Innenleben sich negativ verwandelt, sondern die Umwelt. So sucht der Betroffene dort nach Erklärungen, denn er kann sich nicht vorstellen, dass die eigentümlichen Veränderungen Folgen seines Haschischmissbrauchs sein könnten.

Laut britischen Forschungsergebnissen aus den Jahren 1997 und 1999 erhöht sich beim chronischen Cannabismissbrauch das Risiko, einen Selbstmord zu begehen, um mindestens das Vierfache![10]

Entsprechend negativ verändert sich das Verhältnis zu Eltern und Geschwistern. Durch den Dauerrausch werden familiäre Konflikte äußerst bedrückend, an negativen Aspekten maßlos übertrieben und völlig aus dem Rahmen fallend erlebt.[11]

Erfahrene, ältere Konsumenten, mit denen ich mich unterhalten habe, erzählten mir über ihre Erfahrungen mit Verfolgungswahn. Dies komme dann vor, wenn sie ununterbrochen eine längere Zeit jeden Tag gekifft haben. Sie wissen dann genau, dass sie zu kiffen aufhören müssen. Junge Kiffer wissen das oft nicht. Sie mögen solche Erlebnisse alarmierend finden, können sie aber nicht immer einordnen, denn Kiffen gilt unter ihnen als völlig harmlos! Für sie ist es die Außenwelt, die immer schlechter und bedrohlicher wird. Und die einzige Flucht besteht in noch mehr Haschischkonsum! So können sie in einen Teufelskreis hineingeraten, aus dem sie ohne Hilfe kaum noch herauskommen.

Laut einer groß angelegten Studie aus dem Jahr 1996 berichten 22 Prozent der Dauerkiffer über Panikattacken und Angstzustände, 15 Prozent über psychotische Symptome wie Verfolgungswahn und Stimmenhören, die nach einer Abstinenz meistens wieder abklingen.[12]

Bis sich eine vollausgereifte Abhängigkeit entwickelt, können einige bis mehrere Jahre starken Missbrauchs vergehen.

Da sich die Wirkstoffe sehr langsam abbauen, ist der Organismus niemals frei von THC. Auch wenn man sich nüchtern fühlt, würden Urinproben ständig THC-Spuren aufweisen. Raucht man ca. 6 Monate lang jeden Tag einen Joint, braucht der Körper über ein Jahr, um die THC-Ablagerungen vollständig abzubauen.

Außer Morgenmüdigkeit und Antriebsarmut fallen körperliche Langzeitwirkungen jedoch eher gering aus. Manchmal bekommen Kiffer einen Dauerhusten, den »Pot-Husten«, Hautunreinheiten, gerötete und glanzlose Augen. Es gibt jedoch ganz beträchtliche Risiken, durch langfristigen Cannabismissbrauch ernsthafte gesundheitliche Schädigungen davonzutragen.

Die hochkomplizierten Hirnfunktionen sind heute erst zu einem kleinen Teil erforscht. Das Gehirn besitzt eine enorme Kapazität: Es gibt ungefähr 10 Milliarden Nervenzellen und 300 verschiedene Botenstoffe, deren Wirkungsweise noch weitgehend unbekannt ist. Die kleinste Störung kann schwerwiegende Folgen nach sich ziehen, und bei dem heutigen Stand der Wissenschaft hat der Mensch nur sehr eingeschränkte Möglichkeiten, helfend einzugreifen. Werden aber die Funktionen eines Organs noch nicht verstanden, können die darauf ausgeübten Wirkungsmechanismen, welcher Substanzen auch immer, kaum erklärt, geschweige denn »bewiesen« werden.

Die pharmakologischen Eigenschaften der Wirkstoffe einzelner Rauschmittel, sei es Alkohol, Cannabis, Kokain oder Opiate, unterscheiden sich voneinander, und jedes Rauschmittel braucht spezifische Rezeptoren, an denen es sich binden kann, um seine Wirkung im Gehirn entfalten zu können.[13] THC dockt an die zellinternen, proteinhaltigen Botenstoffe an und entfaltet dort seine Wirkung. Doch solange die Funktionen dieser Proteine noch nicht bekannt sind, kann man über die Wirkungsweise nur Vermutungen anstellen.

Einige Drogenexperten halten deshalb negative Folgen von Cannabismissbrauch als »nicht erwiesen«. Das Problem dabei ist nicht nur der fehlende Wissensstand: Das Haschischproblem betrifft vorwiegend nur die Jugend im Alter von 14 bis etwa 20 Jahren und ist erst seit einigen wenigen Jahren in dem heutigen, enorm verbreiteten Ausmaß vorhanden. Mag sein, dass es zur Zeit noch nicht möglich ist, eine eindeutige Kausalverbindung (Ursachenkette) zwischen Cannabismissbrauch und seinen Langzeitfolgen herzustellen – nicht, weil es sie gibt oder nicht gibt, sondern nur weil es für die Wissenschaft heute unmöglich ist, eine solche Verbindung zu beweisen.[14]

Im Internet-Chat kann sich jeder davon überzeugen, dass sich viele Dauerkiffer, auch ältere, mit den unterschiedlichsten Störungen herumplagen, seien es Schlafstörungen, Trägheit und Interessenlosigkeit oder Angst und sogar über Wochen dauernde Panikattacken und Paranoia. Viele Betroffene schreiben, dass sie verzweifelt sind, weil sie es trotzdem nicht schaffen, den Cannabismissbrauch aufzugeben.

Ende 1997: Krissy kifft immer mehr ...

Für mich war es zunächst schwer vorstellbar, dass unsere noch so junge und reizende Tochter ständig kifft – so viel Fantasie hatte ich nicht! Lange wollte ich es nicht wahrhaben, verdrängte es erfolgreich, während mein Mann meinte: »Krissy hat sich völlig verändert, sie ist nicht mehr dieselbe, sie hat Drogenprobleme.« Ich war ja auch nicht richtig informiert, gehörte zu den Leuten, die glauben, Haschischprobleme seien keine »richtigen« Drogenprobleme. Lange dachte ich, dass mit Krissy etwas anderes los sein müsste – eine Krise, eine Art Spätpubertät.

Darin bestätigten mich die Drogenberatungen. Als ich ein erstes Mal mit einer hiesigen »Drug Hot Line« telefonierte, wurde ich von einer jungen Frau beruhigt: »Oh, nur Haschisch, das macht nichts, davon hat sie die Probleme nicht – ich rauche ab und zu auch einen Joint.« Damit habe ich mich zunächst einlullen lassen. Heute weiß ich es besser: Was mir diese junge »Drogenberaterin« sagte, war genauso dumm, wie wenn jemand bei einer Alkoholberatung sagen würde: »Oh, nur Alkohol. Das macht nichts! Es gibt keine Alkoholiker – ich trinke auch meinen Wein und mir passiert nichts!«

Immer wieder versuchte ich mit Krissy zu reden. Einmal fand ich zufällig ein leeres Haschischtütchen in ihrer Tasche. Als ich sie darauf ansprach, fing sie an, erbärmlich zu weinen, beteuerte, dass sie nur ein paar Mal probiert hätte, und versprach hoch und heilig, es nie wieder zu tun. – Kurz danach ging Stephan für ein halbes Jahr in die USA, und Krissy hatte sich mit Emilie befreundet, die sehr vernünftig war und mit Kiffen oder Drogen nichts zu tun haben wollte.

Einige Monate verliefen harmonisch, ohne Auseinandersetzungen und ohne Ärger mit Krissy.

Irgendwann fing Krissy wieder an, sich öfters mit Stephan zu treffen, der inzwischen aus den USA zurückgekehrt war. Bald bekam ich das ohnmächtige, dumpfe Gefühl, dass etwas Grundlegendes nicht stimmte. Doch wie soll man auf die Idee kommen, dass es an Cannabis liegt, wenn man kaum etwas davon weiß? All das Negative ist vage, nicht fassbar, schleicht allmählich und ganz, ganz langsam ein, bis es eines Tages feststeht: Dein Kind hat ein Riesenproblem. Doch die Erkenntnis nützt nichts, solange man nicht genau weiß, warum das so ist.

In den Sommerferien 1998 wollte Krissy mit ihrer Schwester verreisen. Ich freute mich auf ein wenig Abstand und ich wusste, dass sie an dem Ferienort bestimmt an kein Haschisch herankommen werden. Am vorletzten Abend vor dem Abflug, einem Sonnabend, hatten sich die beiden »zum Abschied« noch Grass besorgt. Julia rauchte damals auch noch ab und zu einen Joint, doch sie war niemals so begierig wie ihre Schwester. Normalerweise kauften Stephan und Krissy ihren Stoff am Bauwagenplatz oder in einem Kulturverein. Doch diesmal hatte Marcus, Julias Freund, Grass besorgt. Er fuhr bei uns vor, und die Mädchen stiegen ein. Kurz danach hielt ein zweites Auto vor dem Tor, zwei türkische Freunde von Marcus stiegen aus. Zwischen den dreien wurde irgend etwas getuschelt, dann sausten beide Wagen davon. Nach einer guten Viertelstunde kamen Krissy, Julia und Marcus zurück. Ich wusste genau, was das zu bedeuten hatte, doch sie rechneten nicht damit, dass ich es merkte. Ich sprach sie darauf an, und Julia rannte aus dem Haus und flüchtete zu ihrem Freund. – Krissy war völlig bekifft. Sie wollte mir weismachen, wie klar sie sich fühle, was für tolle und kluge Gedanken sie hätte – dabei sprach sie nur dummes, wirres Zeug.

Am nächsten Tag, einen Tag vor dem Abflug, rastete Krissy zum Abschied total aus, wie oft am nächsten Tag nach dem Kiffen. Man konnte dann mit ihr überhaupt nicht reden, sie führte sich wie eine Furie auf und drehte wegen Nichtigkeiten völlig durch. Aus Wut zerschmetterte sie an jenem Abend ihren Handspiegel und schnitt sich dabei eine tiefe Wunde in die Hand. Die Wunde triefte vor Blut. Schreiend rannte sie durch das Zimmer, das Blut tropfte und tropfte, der helle Teppichboden war voller Blut, überall Blutflecken. Sie hörte nicht auf, sie schrie und schrie, lief und lief! Irgendwann schloss sie sich im Badezimmer ein und schlief die ganze Nacht dort.

Ich fühlte mich wie aufgelöst, war völlig fertig, konnte kaum schlafen. Morgens standen wir um 6 Uhr auf. Krissy umarmte mich und entschuldigte sich – sie war, am zweiten Tag nach dem Kiffen, wieder die nette, fröhliche Krissy. Sie übernahm das Kofferpacken, kümmerte sich um alles. Am Flugplatz verabschiedete ich mich von ihr mit den Worten:»Krissy, du bist ein wundervoller Mensch, aber du benutzt deine Energien völlig destruktiv. Bitte denke darüber nach.«

In den Ferien war Krissy clean, und es ging ihr blendend. Sie war wieder ganz sie selbst: fröhlich und unternehmungslustig. Julia merkte die positive Veränderung und flehte ihre Schwester an, mit dem Kiffen aufzuhören: »Du siehst doch, dir geht es viel besser, wenn du nicht kiffst. Du musst damit aufhören!« Das hatte Krissy vor, sagte sie ...

Die Ferien waren vorbei, unsere Töchter wieder zu Hause.

Ich war glücklich, denn ich war sicher, dass der Spuk vorbei war und Krissy nie wieder Haschisch anfassen würde. Doch ich sollte mich täuschen: Bald traf sie sich wieder mit Sophie, die seit ein paar Monaten ihre beste Freundin war. Sophie kiffte auch, und als sie sich trafen, konnte oder wollte Krissy nicht »Nein« sagen.

Ich wusste inzwischen genau, was das Problem war, doch ich kam an Krissy nicht heran. Ich kaufte mir Bücher, doch die halfen mir nicht: Was nützt es mir, zu lesen, was ich hätte anders machen müssen! Ich hatte mein Bestes getan, mehr konnte man nicht verlangen. Ich gab die Bücher Krissy zum Lesen, mit der Hoffnung, dass sie ihr helfen würden zu erkennen, was mit ihr los war – doch verächtlich schmiss sie alles in die Ecke. Sie stritt vehement ab, dass sie ein Haschischproblem hätte: Nur ab und zu rauche sie einen »Joint«, gab sie zu, wie alle anderen. Hilfe brauche und wolle sie nicht. Ich sei hysterisch ...

5. Kiffen ist nicht, was Haschischrauchen einmal war

Einige Eltern werden in ihrer Jugend auch Haschisch oder Marihuana probiert haben. Dass sich die Konsumsituation grundlegend verändert hat, können sich nur wenige von ihnen vorstellen, doch vieles ist heute völlig anders:

- Die Cannabisprodukte sind relativ billig und überall leicht erhältlich, auch in der Provinz.
- Die heutigen Joints sind zwei- bis viermal so stark wie vor 20 Jahren. Während Grass früher höchstens zwei bis drei Prozent THC enthielt, besitzt z. B. die beliebte holländische Sorte »Super Skunk« einen durchschnittlichen THC-Gehalt von 7–8 Prozent – genausoviel oder mehr als früher stark »high« machendes Haschisch.

- In den Medien wird der Eindruck bestärkt, Cannabisrauchen sei »in«: Während einige Pop-Stars in beliebten TV-Musiksendern interviewt werden, dabei drehen sie seelenruhig einen Joint; Pop-Songs über Kiffen klettern ganz oben in die Charts – Umstände, die ein Gefühl der »Normalität« vermitteln, was früher undenkbar gewesen wäre.
- Überall, nicht nur in den »Head Shops«, sind Cannabis-Poster, -Base-Caps und -T-Shirts usw. erhältlich und bei Jugendlichen »mega in«. Schon 11-Jährige tragen Cannabis-Kettchen und andere Insignien des Kifferfetischs.
- So ist es auch kein Wunder, dass der erste Joint schon mit 11–12 Jahren probiert wird, parallel zu der ersten Zigarette. (In einigen Schulen gab es – heute werden sie zum Glück wieder abgeschafft – Raucherräume für Schüler, und so haftet am Zigarettenrauchen nicht mehr der »Kick« des Verbotenen).
- Die Cliquen der Pausenkiffer stehen in den Böschungen oder in nahe gelegenen Parks und drehen ihre »Tüten«.
- Sie haben kein Unrechts- oder Risikobewusstsein.
- Sie werden kaum beachtet, haben kaum Sanktionen zu befürchten.
- Während früher nur wesentlich ältere Aussteiger jeden Tag Haschisch konsumierten, ist das bei den 14- bis 18-jährigen Pausenkiffern nichts Ungewöhnliches mehr.
- Auf Partys wird der Joint herumgereicht: Der Druck mitzumachen ist enorm.
- Auf Klassenreisen wird gekifft. Sind die Schüler volljährig, kiffen Lehrer manchmal mit.
- In vielen Diskos, zu denen oft auch Minderjährige Zutritt haben, kann der Joint unbehelligt geraucht werden.
- Während es früher ungewöhnlich war, sowohl Alkohol als auch Cannabis gleichzeitig zu konsumieren, werden diese und andere Substanzen heute oft völlig bedenkenlos gemischt konsumiert.

6. Die Zahlen sprechen für sich

Unter Berücksichtigung der statistischen Zahlen und der sehr hohen und stabilen Zuwachsraten – Konsum und Missbrauch von Cannabis haben sich zwischen 1994 und 1999 schätzungsweise mehr als verdoppelt[1] – und nach Gesprächen mit führenden Drogenexperten zeichnet sich die folgende Situation in den westdeutschen Großstädten und in ihrer Umgebung ab (in Ostdeutschland ist der Konsum etwas niedriger – doch auch hier zeigt sich eine steigende Tendenz):

- Die große Mehrzahl der Kiffer gehört zur Altersgruppe 14–18 Jahre.
- Fast die Hälfte der Schüler in dieser Altersgruppe hat Erfahrungen mit Cannabis.
- Fast die Hälfte der jungen Konsumenten kifft regelmäßig.
- Der erste Joint wird oft schon mit 10–12 Jahren gedreht, parallel zur ersten Zigarette.
- Ab einem Alter von etwa 13–14 Jahren führt das Probieren in regelmäßigen Konsum.
- Mädchen konsumieren weniger, sind aber im Begriff, die Jungen einzuholen.
- Ab einem Alter von etwa 20–25 Jahren sinkt der Anteil der Cannabiskonsumenten kontinuierlich.
- Ab einem Alter von etwa 30 Jahren konsumiert nur eine Minderheit Cannabis und nur ein kleiner Anteil öfters als einmal im Monat.[2]

Schätzungsweise zählt etwa jeder fünfte bis vierte 15–18-jährige Schüler z. B. in Hamburg zu den Pausenkiffern, die sich schon morgens auf dem Schulweg die erste Tüte drehen!

Laut einer Schätzung gibt es insgesamt bis zu 1,5 Mio. *Cannabisabhängige* in Deutschland.[3]

Seit 1998 steht Cannabis – nach Alkohol und Tabak – an dritter Stelle als Beratungsgrund in der ambulanten Suchthilfe in Deutschland, mit einer Zuwachsrate von etwa 30 Prozent pro Jahr![4]

Statistiken zufolge wenden sich jedes Jahr mindestens 20 000 junge Leute als *Neuzugänge* an ambulante oder stationäre Einrichtungen, um sich wegen Cannabisprobleme behandeln zu lassen[5] – allein bei der Drogenambulanz der Uniklinik Hamburg jährlich 800 bis 900 Patienten, inzwischen die Mehrzahl der Patienten. In Einzelfällen sind diese Jugendlichen erst 12 Jahre alt.

Bei der oben angegebenen Gesamtzahl von 20 000 sind diejenigen nicht mitberechnet, die sich an ihren Hausarzt oder an eine private Praxis wenden. Dieser Anteil beträgt schätzungsweise 60–70 Prozent.[6] Diesen Angaben zufolge beläuft sich die Gesamtzahl der jungen Cannabisabhängigen, die sich wegen ihrer Drogenprobleme jährlich beraten oder behandeln lassen, auf mindestens 50 000. Weil die durch Cannabismissbrauch entstandenen Probleme kaum bekannt sind und deshalb oft gar nicht erkannt werden, kommt eine sehr hohe Dunkelziffer noch hinzu.

Das Durchschnittsalter der Cannabis-Klienten beträgt etwa 19 Jahre. Verglichen mit Konsumenten anderer Rauschmittel fällt es auf, dass die Konsumenten von harten Drogen oder von Alkohol wesentlich älter sind: Bei Opiaten und Kokain liegt das durchschnittliche Alter bei etwa 29 Jahren und bei Alkohol bei 42 Jahren.[7] Die meisten Cannabisabhängigen wohnen noch zu Hause bei ihren Eltern – laut statischen Angaben in relativ stabilen Verhältnissen – und sind mit anderen Problemen kaum behaftet. Der Anteil von Schülern, Studenten und Azubis von 53 Prozent ist hoch und beträgt bei harten Drogen 13 Prozent und bei Alkohol nur etwa 2 Prozent.[8]

In anderen europäischen Ländern wie z. B. in Großbritannien werden wesentlich höhere statistische Konsumzahlen von Cannabis angegeben als in Deutschland, und laut denen sind z. B. etwa 60 Prozent der Universitätsstudenten cannabiserfahren.[9] Nach einer groß angelegten Langzeitstudie aus Neuseeland aus dem Jahr 2001 sind sogar 70 Prozent der bis zu 21-Jährigen cannabiserfahren.[10] Es ist nur schwer vorstellbar, dass die Situation in Deutschland günstiger ist. Das Problem liegt daran, dass die Zahlen nicht jedes Jahr erhoben werden und beim derzeitigen Boom der Realität nicht mehr entsprechen. Oder es werden nur Zahlen für Erwachsene ab 18 Jahren vorgelegt, wobei gerade die 14–18-Jährigen am meisten Cannabis missbrauchen. Außerdem werden die Daten für Cannabis oft untergeordnet erfasst: Obwohl die Konsumenten harter Drogen oft mehr Cannabis nehmen als harte Drogen, erfolgt die statistisch erfasste Gruppenzuordnung aufgrund der harten Droge.[11]

7. Drogencocktails und gefährliche Drogenexperimente

Ecstasy, LSD & Co.

Die Mehrzahl der Konsumenten bleibt bei Cannabis, doch manche Jugendliche experimentieren auch mit anderen Rauschmitteln, die allerdings meistens nur sporadisch und bei besonderen Gelegenheiten wie z. B. in Diskotheken oder auf Partys probiert werden. Berichte von Drogenambulanzen weisen allerdings auf die erhöhten Risiken, die durch Mischkonsum entstehen. Die Betroffenen sind zwar älter als Cannabiskonsumenten, doch auch hier ist die Alterstendenz sinkend.

Viele Dauerkonsumenten gewöhnen sich an Cannabis. Manche fühlen sich schlapp und müde, einige fangen an, Süßigkeiten zu essen und haben Angst, zuzunehmen. So sind besonders Mädchen gefährdet, »*Speed*« oder andere *Amphetamine* zu probieren. Diese üben eine aufputschende Wirkung aus und unterdrücken den durch Cannabis-Konsum ausgelösten Heißhunger auf Süßigkeiten. Starke *Coffeintabletten* sind beliebt, um die Morgenmüdigkeit zu bekämpfen. Solche Beimittel werden nicht immer von einem Dealer angeboten: Viele Jugendliche treiben Fitness-Sport, und unseriöse Fitness-Studios führen ein Sammelsurium von »Wunderpillen«, angefangen von harmlosen Lebensmittelzusätzen und Vitaminpräparaten, die *Guarana* oder *Koffein* enthalten, bis hin zu *Anabolika* und *Appetitzüglern*, die Bestandteile wie *Ephedrin* oder auch Amphetamine in sich haben können. Missbrauch von Amphetaminen kann in eine Abhängigkeit führen, Herz-Kreislaufstörungen und Schlaflosigkeit verursachen, im schlimmsten Fall Entstehung von Psychosen begünstigen.

Viele Jugendliche rauchen am gleichen Abend Joints und trinken *Alkohol* dazu – die wohl üblichste Art von Mischkonsum. Es ist bekannt, dass sich die jeweiligen Wirkungen gegenseitig verstärken, doch man weiß nicht genau, wie und in welchem Ausmaß. Auf jeden Fall kann eine solche Mischung das Urteilsvermögen herabsetzen, und so können Jugendliche, besonders in einer Party-Stimmung, empfänglicher werden, auch noch andere Rauschmittel zu probieren.

In einigen Diskos werden kleine bunte, lustig bedruckte *Ecstasy-Pillen* verkauft, über deren Risiken inzwischen jeder Bescheid wissen müsste, denn sie können gefährliche Kreislaufprobleme – bis hin zur Austrockung und zum Hitzeschock – verursachen; der Konsum kann zu irreparablen Gehirnschäden und sogar Lähmungen führen. Es sind Fälle bekannt, in denen Jugendliche nach dem Konsum einer einzigen Ecstasy-Pille zum Pflegefall wurden. Dennoch gehen Jugendliche – völlig unverständlich – das Risiko ein und konsumieren sie, denn »es trifft ja immer die anderen«. Um das Risiko zu minimieren, richten einige Party-Veranstalter oder Diskos »*Chill-Out*-Räume*«* ein, wo sich aufgekratzte Ecstasy-Konsumenten zurückziehen können, um wieder zur Ruhe zu kommen und, was wichtig ist, auch um genug Flüssigkeit zu sich zu nehmen.

In Disko-Stimmung überwiegt der Übermut – es wird »durchgemacht«, durch die ganze Nacht wild getanzt, in den Vormittagsstunden geht es in den Früh-Clubs weiter: Man muss durchhalten, um mitzuhalten. Neben Ecstasy wird noch viel Alkohol konsumiert. Anschließend wird der erste Joint geraucht, um von Ecstasy wieder herunterzukommen, denn sonst kann man nicht einschlafen ...

Seit den sechziger Jahren hatte die synthetisch hergestellte halluzinogene Droge *LSD, »Acid«* – Pillen oder bunte Sticker zum Einnehmen – den Ruf als ein unberechenbares und sehr gefährliches Rauschmittel. Die Meldungen über schreckliche Ereignisse im Zusammenhang mit einer LSD-Einnahme wurden von Jugendlichen ernst genommen und haben sie davon abgehalten, damit zu experimentieren. Offensichtlich findet auch hier eine schleichende Verharmlosung statt, denn in einigen Drogenbroschüren werden die Vorzüge der LSD-Wirkung, besonders im sexuellen Bereich, stark hervorgehoben, während die Risiken heruntergespielt werden, wobei der Eindruck erweckt werden kann, dass diejenigen, die seelisch gesund und stabil sind, nichts zu befürchten hätten.[1]

Nur eine kleine Minderzahl Kiffer steigt auf *Opiate,* d. h. *Heroin,* »*H«* (sprich: Äidsch) um. Die Junkies gelten als »Loser«, und die heutige Jugend hat eine hohe Hemmschwelle vor dem Spritzen. So sind einige wenige höchstens durch das Rauchen von Heroin[2] verführbar; manche Jugendliche glauben, dass das Heroinrauchen nicht süchtig mache – ein Irrglaube, für den sie mit einer Heroinsucht teuer bezahlen müssen. Das gerauchte Heroin wird »Shure« genannt, wobei experimentierfreudige Jugendliche vielleicht gar nicht wissen, dass es sich bei diesem Rauchgut um nichts anderes als um Heroin handelt.

Die Schicki-Micki-Droge *Kokain* – weißes Pulver zum Schnupfen – wird von vielen Haschischkonsumenten im Laufe der Zeit auch probiert.[3] Das Risikobewusstsein ist nicht besonders groß, denn zu widersprüchlich sind die Eindrücke, die die Medien vermitteln: Einerseits wird suggeriert, dass Kokain und Leistung, Erfolg und Kreativität sowie Luxusleben mit teuren Autos und Sex mit schönen

Frauen heute zusammengehörten. Andererseits redet man von einer (nur!) psychischen Abhängigkeit – ein Begriff, dessen Unterschätzung mit einer durch Kokainkonsum noch geschürten Selbstüberschätzung einhergeht. Anders als Haschisch gilt Kokain zudem als eine »schlank machende« Droge der Model- und Kreativszene. Hübsche junge Mädchen sind gefährdet, denn sie müssen ihr Kokain nicht bezahlen. Die betuchteren Party- und Pistengänger, früher Playboys genannt, laden zu privaten Koksparties ein, wo sich die Gäste nach Belieben bedienen können – neue Gespielinnen werden mit »Koks« verführt oder »belohnt«. Über die harten Schicksale der Kokainopfer: langwierige, sehr hartnäckige Sucht, Depressionen, Klinikaufenthalte, Selbstmord oder Selbstmordversuche, wird in der feinen Gesellschaft nicht geredet.

Das billigere Kokain-Derivat »Crack« wird in einer Metallpfeife geraucht. Es macht extrem schnell süchtig und außerdem noch sehr aggressiv. Glücklicherweise gehört Crack zu den Drogen, bei denen eine abschreckende Aufklärung eingesetzt hat, und deshalb wird nur eine kleine Minderheit von Crack süchtig.

Biodrogen und Ethnobotanik

Aktuelle Trends und Szenenzugehörigkeit spielen eine große Rolle dabei, welche Drogen Jugendliche probieren. In der Technoszene unter Anhängern der Goa, Acidhouse und Acidtrance-Musik sind die sogenannten *Bio-* oder *Naturdrogen* stark im Kommen. Darunter versteht man verschiedene Gattungen von giftigen Pflanzen oder Pilzen. Jugendliche experimentieren mit diesen Rauschzustände erweckenden pflanzlichen Substanzen, denn oft glauben sie, weil sie natürlich sind, müssten sie gut und »harmlos« sein.

Eine Sinn suchende Gesinnung

Das Christentum hat den Gebrauch der Pflanzen zurückgedrängt, weil sie in den nördlichen Breitengraden in heidnischen Ritualen als Hexen-, Heil- oder Zauberpflanzen eingesetzt wurden, das überlieferte Wissen um die Risiken hat uns von der Gefährdung durch die Pflanzen vielfach bewahrt: Nicht ohne Grund wurden giftige Nachtschattengewächse auch Tollkräuter genannt.

Nachdem europäische Eroberer die Urvölker in den neuen Kontinenten verdrängt und entmachtet hatten, verboten sie deren religiöse Rituale und zerstörten auch die alten Kulturen. Mit einem wachsenden Bewusstsein, dass hier ein Unrecht geschah, findet die Jugend Gefallen daran, sich mit diesem urzeitlichen Kulturwissen zu identifizieren. Ein stiller Protest durch Bewusstwerdung des versteckten alten Wissens: Es ist ein wenig geheimnisvoll und magisch zugleich. Eine merkwürdige Gesinnung hat sich nun breit gemacht: Den Schamanen gleich glauben manche jungen Leute, dass es eine lernbare Kunst sei, mit den verschiedensten Giftsubstanzen umzugehen. So ist ein Horrortrip auch nicht bloß ein unangenehmes, gefährliches Erlebnis, sondern gewinnt an Bedeutung, erhält einen tieferen Sinn: Es geht um mehr als um eine banale Vergiftung. Es geht um Grenzerlebnisse, ums Auskundschaften des Unbewussten, ums Testen des Erträglichen. Ohne darüber nachzudenken, verstärken manche Expertenaussagen diese Gesinnung, bekommen doch Jugendliche vielerorts zu lesen, dass vorwiegend nur seelisch Labile Probleme bekämen: Wer ist schon seelisch labil? »*Immer mehr drogenexperimentierende Menschen entdecken auf der Suche nach fundamentalen Erkenntnissen ihre verborgenen Wünsche nach spirituellem Erleben und dem* »*Einssein mit der kosmischen Ewigkeit*« *in einer* »*entzauberten*«, *immer kälter werdenden, rationalen und materiellen Welt.*«[4] Worte, die junge Leute ansprechen.

Biodrogen und ihre Wirkung

Das weltweite Gesamtpotenzial der Wirkstoffe wird auf etwa 500 000 geschätzt, von denen bisher nur etwa 100 000 erschlossen sind. Aufgrund der Wirkstoffvielfalt kennen sich nur Fachleute mit den zu erwartenden Wirkungen der verschiedenen pflanzlichen Substanzen aus. Je nach Frische und Erntereife kann sich der Wirkstoffgehalt und somit die Giftigkeit außerdem stark variieren und der Rauschverlauf unberechenbar sein. Nur wenige Substanzen sind im Betäubungsmittelgesetz verankert und verboten, wie z. B. *Meskalin, Philocybin, Cathinon* und *Cathin* (Khat). Einige Substanzen wie z. B. *Atropin* und *Hyoscyamus* werden allopathisch oder homöopathisch eingesetzt, unterliegen den Bestimmungen des Arzneimittelgesetzes und sind verboten, was vielen Jugendlichen nicht bekannt ist.

Salvia divinorum, der aus Mexiko stammende »*Wahrsagesalbei*«: »Eingeweihte« benutzen ihn zur »inneren Reinigung«. Der Rauch, der aus den brennenden, getrockneten Pflanzen eingeatmet wird, riecht intensiv und ziemlich ekelerregend. Manche verspüren keine Wirkung, andere berichten von so starken Halluzinationen, dass empfohlen wird, sicherheitshalber einen »Tripsitter« zu engagieren, der den »Trip« begleitet.

Seit der Hippie-Zeit ist bekannt, dass *Muskatnuss* als Haschischersatz eingesetzt werden kann. Sie erzeugt einen Rausch, der allerdings starke Kopfschmerzen und einen schrecklichen Kater verursachen kann.

Doch bei giftigen Pflanzen oder Pilzen geht der »Spaß« erst richtig los! Manche sind in unseren Wäldern und auf Wiesen beheimatet, es gibt sie gratis, wie etwa den *Fliegenpilz* (Wirkstoff: u.a. *Muskarin*). Er soll längst nicht so giftig sein, wie behauptet wird, aber einen nicht zu verachtenden Rausch bereiten.

Einige der psychogen wirkenden *Nachtschattengewächse* sind in der heimatlichen Natur reichlich vorhanden, andere wachsen in Muttis Blumenkübel:

- *Tollkirsche* – Wirkstoff *Atropin;*
- *Bilsenkraut* – Wirkstoff *Atropin* und *Hyoscyamin* (doppelt so stark wie Atropin);
- *Stechapfel* oder *Datura* – Wirkstoff *Atropin, Hyoscyamin* und *Scopolamin.* Die *Engelstrompete (Datura arborea)* ist eine beliebte Zimmerpflanze.

All diese Pflanzen bewirken einen halluzinogenen Rausch, eine Überdosierung kann jedoch in Schock, Krämpfe und Atemstillstand führen und lebensgefährlich sein.

Zu den »Favoriten« des Botanikers gehören die *Psilos,* die *Zauberpilze* oder *Magic Mushrooms* (Wirkstoff *Psilocybin*). In der Technoszene werden diese Pilze immer beliebter. Dies hat wohl mit dem derzeitigen Halluzinogen-Boom und dem Aufleben von spirituell-mystischen Ritualen in der Szene zu tun. Laut Befragungsresultaten aus der Berliner Technoszene hatten 55 Prozent mehrfache Konsumerfahrungen mit Zauberpilzen.[5] Die psychedelische Wirkung der Pilze kann beachtlich sein, doch das Risiko, extrem starke Unruhe-, Panik- oder Angstzustände und Depressionen zu bekommen, die sogar behandelt werden müssen, ist sehr groß. Außerdem können Schwindel und Gleichgewichtsstörungen auftreten.

Es ist nicht auszuschließen, dass gewöhnliche, getrocknete Pilze mit LSD versetzt und als »Psilos« verkauft werden.

Ephedrakraut, Meerträubel, das oft aus China importiert wird *(Mahuang),* gilt als preiswerter Kokainersatz und als Appetitzügler. Es wird in Würfelform eingenommen oder als scheußlich schmeckender Tee getrunken. Ephedra kann abhängig machen, neben Herzrasen, Schwitzen und Krämpfen auch Schlaflosigkeit und Paranoia verursachen.

Exotische Pflanzen wie *Peyote-* oder *Meskalin-*haltige *Kakteen* aus Südamerika (durch rituellen Gebrauch indianischer Schamanen bekannt), psychoaktive Samen der *Hawaiian Baby Woodrose* oder *Khat,* das »natürliche Amphetamin« aus den arabischen oder nordafrikanischen Ländern finden in Deutschland immer mehr junge, experimentierfreudige Anhänger.

Persönliche Präferenzen können darüber entscheiden, ob das Probieren einer Droge zu einem fortgesetzten Konsum führt oder nicht: So wie es Teetrinker gibt, die keinen Kaffee mögen, oder umgekehrt, gibt es verschiedene »Drogentypen«, die – je nach Vorliebe – unterschiedliche Drogen konsumieren. Nicht jeder Haschisch-Konsument ist durch Kokain verführbar: Sie verabscheuen die »Kokser«, die ihrer Meinung nach versnobt seien, und sie mögen die Wirkung nicht, die, wie sie sagen, einem das Gefühl gäbe, größenwahnsinnig und eingebildet zu sein. Andererseits gibt es Leute, die wiederum mit Haschisch nichts anfangen können, die Kokainwirkung jedoch mögen. Einige junge Leute konsumieren mehrere Substanzen gleichzeitig und können im Laufe der Zeit mehrfach abhängig, d. h. *polytoxikon* werden: Sie nehmen Cannabis, Kokain und sogar Heroin, wobei oft nebenher auch noch Alkohol getrunken wird.

Durch die Wirkung des Mischkonsums wird das Gehirn den Wechselbädern gegensätzlicher Manipulationen ausgesetzt: gleichzeitiges oder aufeinander folgendes Stimulieren oder Dämpfen. Dabei kann die Wirkung einzelner Substanzen sich gegenseitig verstärken oder schwächen, was zu einer ganz neuartigen Toleranzbildung oder aber Überempfindlichkeit führen kann.[6] Dass solche chemischen Keulen ein stark erhöhtes Schädigungsrisiko darstellen, besonders in einem noch nicht ausgereiften und verwundbaren jugendlichen Gehirn, versteht sich von selbst.

Es gibt bisher kaum Forschungsergebnisse über die Auswirkungen des steigenden Mischkonsums. Cannabis ist die neben Alkohol und Tabak am meisten gebrauchte Droge, und es sind die Jugendlichen, die mit ihm und mit anderen Substanzen viel zu sorglos umgehen. Es ist eine wichtige Aufgabe, die wechselseitigen Wirkungen hinlänglich zu erforschen, um Jugendlichen die wachsende Gefährdung glaubhaft darstellen zu können.

8. Kiffen in der Schule

> Oft sind es die Schüler mit den besten Noten, die plötzlich schlampig werden, nicht mehr lernen, Schule schwänzen und schließlich überhaupt nicht mehr im Klassenzimmer auftauchen.[1]

An einem Vorstellungsabend in einem Gymnasium in den Hamburger Elbvororten im April 2001 wurde die unrealistische Einstellung der Schulleitung und der anwesenden Eltern zur Cannabisfrage durch den folgenden Vorfall deutlich. Einer Publikumsfrage: »Wie geht die Schule mit dem Thema Cannabis um?« folgte eine Mischung aus allgemeiner Empörung und verhaltener Belustigung. Eine Dame stand auf und verließ demonstrativ den Raum. Der Kommentar des Schulleiters lautete lapidar: »Doch nicht bei uns! Nicht in Hamburgs Westen! Ich kann mit Ihnen durch die Schule gehen, und Sie können sich davon überzeugen, dass hier niemand Haschisch raucht.«

Es ist ein typischer Irrglaube, nur Schüler, die aussehen wie »Anarchopunker«, rauchten Haschisch, so dass man es ihnen irgendwie »ansehen« könnte. Inzwischen konnte ich mit ehemaligen Abiturienten eben jenes Gymnasiums sprechen, die bestätigten, dass auch dort in den Pausen tüchtig gekifft wurde.

Fachleute vertreten die Meinung, dass Schulen, die angeben, keine Drogenprobleme zu haben, eher Probleme hätten als andere, die die Lage realistisch einschätzen und eine gute Aufklärung betreiben.[2] Laut einer Information der Hamburger Drogenberatung gibt es in der Hansestadt allerdings kaum eine Schule mehr, in der in den Schulpausen nicht gekifft wird.

In etlichen Hamburger Schulklassen kifft fast die Hälfte der 14–17-jährigen Schüler/innen: 25 Prozent ab und zu und 25 Prozent regelmäßig. Die Pausenkiffer drehen die erste Tüte schon morgens, am Nachmittag gibt es Nachschub.

Während des Unterrichts fühlen sich manche Schüler von den Kiffern gestört, weil sie oft besonders zappelig und albern sind. Wenn Mitarbeiter der Hamburger Drogenprävention solche Klassen besuchen und über das Thema »Kiffen in der Schule« reden, sind viele Schüler erleichtert, dass endlich jemand das Problem offen anspricht.

Es ist ein Irrglaube, wenn Eltern denken, dass in der Nähe der Schulen professionelle Dealer auf die Schüler warten und Haschisch verkaufen: Die Dealer sind Mitschüler, kommen oft aus den besten Familien. Sie haben kein Unrechtbewusstsein und glauben nicht, dass sie illegal handeln.

Laut Auskunft einer Drogenexpertin gehen viele der scheinbar sinn- und grundlosen Angriffe auf Jugendliche, bei denen ihnen das Handy, die Jacke oder Geld geklaut wird, auf das Konto von Drogendelikten wegen Dealens. Aus diesem Grund werden sie selten angezeigt.

Beliebte Gelegenheiten zum Kiffen sind Klassenreisen, wo dann oft auch die Schüler mitmachen, die sonst nicht zu den Cliquen der Pausenkiffer gehören. Junge Leute haben mir erzählt, dass der Druck, mitzumachen, heute so groß sei, dass sich kaum jemand mehr traue, »Nein« zu sagen.

Unter den Lehrern und auch den Eltern gibt es viel Unwissenheit und Ratlosigkeit. Und wie sollen sie die Wahrheit auch erfahren! Zur gegebenen Zeit hatte auch ich keine Ahnung. Heute erzählen meine Töchter, was vor ein paar Jahren eigentlich los war – auf Klassenreisen (von Schulen aus Hamburgs Westen), bei denen über die Hälfte der anwesenden Schüler/innen Cannabis konsumierte.

Die schulische Drogenaufklärung wird zwar im Lehrplan berücksichtigt, aber oft ist sie nicht intensiv genug, denn es hängt vom Engagement oder von der persönlichen Einstellung der einzelnen Lehrkräfte ab, wie effektiv die Drogenaufklärung gestaltet wird. An einer Kampagne »Kiffen in der Schule«, einer auf Cannabis ausgerichteten Präventionskampagne in Hamburg, beteiligten sich z. B. 30 von insgesamt 350 Schulen; darunter sind alle Schulformen vertreten: Gymnasien, Real- und Haupt-, Gesamtschulen und Förderschulen. Zu diesem Programm, an dem nicht nur Schüler und Mitarbeiter der Suchtprävention, sondern auch Lehrer und Eltern mitwirken, muss sich die jeweilige Schule für ein Jahr verpflichten.

Das Programm, das bisher sehr erfolgreich verlaufen ist, wird von Jahr zu Jahr wiederholt.

Oft geht es um das Prestige der Schule, wenn Probleme mit Cannabiskonsum vertuscht werden, statt sich gemeinsam mit Lehrern, Eltern und Schülern über das Thema offen und ehrlich auszutauschen. Solange hier Unaufrichtigkeit herrscht, ist es nicht angemessen, Jugendliche aus der Schule zu verweisen, wenn sie einmal mit Cannabis aufgefallen sind. Wenn man keinen Mut zur Offenheit besitzt, hat man kaum Recht darauf, Sanktionen zu verhängen, durch die einzelnen Jugendlichen womöglich die Zukunft verbaut wird.[3]

Frühjahr 1997: Klassenreise

Die Jungs aus der Klasse hatten Grass mitgebracht. Krissy war ständig am Kiffen. Es ging ihr fabelhaft, sie war aufgedreht, heiterte ihre Klassenkameraden auf. Es gab immer etwas zu lachen, dafür sorgte sie, sie mischte die Gruppe auf, steckte die anderen mit ihrer guten Laune an. Sie war auf der Höhe, fühlte sich wie eine Rädelsführerin. Natürlich war sie nicht die einzige, – die Hälfte der Gruppe kiffte mit, auch andere Mädchen.

In Frankreich gilt Kiffen nicht als Kavaliersdelikt, bei dem die Ordnungshüter diskret die Augen schließen, sondern es gilt als Drogenkonsum, wird ernst genommen und entsprechend bestraft. Darum ging Krissy mit einem Klassenkameraden zur Seine hinunter, um am Ufer in Ruhe eine Tüte zu drehen. Dort wähnten sie sich in Sicherheit. So ein Pech, die »Flics« hatten die beiden beobachtet, kamen zu ihnen, schrien sie wütend an, verlangten Papiere. Ihre Personalien wurden aufgenommen. Krissy brach in Tränen aus, erklärte mit ihrem Schulfranzösisch, dass sie auf Klassenreise seien, es täte ihr leid, sie würden es nie wieder tun. Die Polizisten ließen Gnade vor Recht ergehen, doch noch einmal erwischt, und sie wären dran! – Am nächsten Tag ging es mit dem Kiffen munter weiter. Nach der Klassenfahrt wurde das Thema diskutiert, denn einige Eltern hatten davon gehört und machten sich große Sorgen. Aber Konsequenzen gab es keine. Krissy schwor, dass sie nichts damit zu tun hatte – sie hatte ganz bestimmt nicht mitgemacht! – Ich glaubte ihr.

Tobias und Marie über Kiffen in der Schule

Tobias, 17 Jahre, ist ein aufgeweckter Junge. Er ist ein guter Schüler, hat viele Freunde, treibt viel und gern Sport. Tobias besucht die elfte Klasse eines staatlichen Gymnasiums in einem wohlhabenden Stadtviertel Hamburgs. Seine Eltern sind Akademiker, haben jeweils ihre eigene ärztliche Praxis.

Marie, 19 Jahre, geht ebenfalls in ein Gymnasium in Hamburg-Mitte. Marie ist ein Einzelkind, spielt gern Klavier. Ihr Vater ist Kaufmann.

Ich fragte die beiden:

Wie viele Schüler/innen rauchen in eurer Klasse oder in den Parallelklassen regelmäßig Haschisch?

- Tobias: Es wird kein Haschisch, sondern Marihuana oder Grass geraucht. In jeder Klasse gibt es vier bis sechs regelmäßige Kiffer, die kiffen jeden Tag, auch in den Pausen.

  Dazu gibt es noch einige, vielleicht noch weitere fünf oder sechs, von denen manche jeden zweiten Tag, manche auch nur ganz selten kiffen. Insgesamt also etwa zehn, je nach Größe der Klasse fast die Hälfte. Es sind häufiger Jungs, doch auch manche Mädchen rauchen Marihuana, einige sogar jeden Tag.

Wo wird geraucht und wie oft?

- Maria: Bei uns in der Schule gibt es einen Park, und da stehen manchmal so etwa 20 Schüler, die kiffen. Manche kiffen in mehreren Pausen am Tag.

In welchem Alter fängt man an? Und ab welchem Alter fangen einige dann an, jeden Tag zu kiffen?

- Tobias: Viele fangen mit 13 an, und ab 16 Jahren rauchen einige dann jeden Tag.

Was gibt euch der Rausch?

- Tobias: Größtenteils ist es Zeitvertreib. Man hat etwas zu lachen, obwohl man nichts zu tun hat! Ähnlich wie bei Alkohol dient er zur Belustigung. Ich wurde nur träge und müde, und deshalb habe ich auch damit aufgehört, bis auf ganz seltene Ausnahmen.

Was sagen eure Eltern dazu?

- Tobias: Wenn sie es wissen, sind sie total dagegen. Meistens wissen sie nichts.

Merkt ihr am Verhalten, ob eure Mitschüler in der Pause gekifft haben?

- Marie: Nicht immer, es fällt kaum auf, außer dass man es manchmal riechen kann. Ich wundere mich auch, dass die Lehrer das nicht riechen. Ab und zu haben welche rote Augen, oder sie kriegen halt Lachanfälle.

Die Lehrer merken also nichts?

- Marie: Offenbar nicht. Es kümmert sich niemand darum.

Wo kauft ihr das Zeug? Was kostet es? Und wie könnt ihr das bezahlen?
- Tobias: Jemand kennt einen, der was besorgt, oder durch ältere Geschwister. In einem Coffee Shop kriegt man in Hamburg 3–4 Gramm für 25 €, privat sind die Kurse besser.

Weil ziemlich viele kiffen, reicht das Taschengeld meist, um mit anderen zusammenzulegen. In meinem Alter wird viel gejobbt, auch, um den Konsum zu finanzieren.

Was ist mit anderen Drogen? Werden sie auch genommen?
- Tobias: Ausnahmen bestätigen die Regel, aber meistens nicht.

Würdest du sagen, dass es heute zur Jugendkultur gehört, Tüten zu drehen und zu kiffen?
- Tobias: Traurig, aber man kann das so sagen.

Frühjahr 2002: Wieder in der Schule – Krissy staunt nicht schlecht ...
Nun geht Krissy glücklicherweise schon seit über einem Jahr wieder zur Schule. Sie ist inzwischen 22 und fast vier Jahre clean. Sie staunt nicht schlecht, wie es in der Schule zugeht, denn vor drei Jahren war sie ja noch so etwas wie eine »Pionierin der Pausenkiffer«. Fast jeden Tag hat sie etwas von den Kiffern zu berichten. In ihrer Klasse sind es etwa fünf bis sechs von insgesamt 20 Schülern: zwei Mädchen und drei bis vier Jungen. Es wird oft über Kiffen geredet: Wo man es kaufen könne, was es koste usw. Die Jungs reißen Witze übers Kiffen, mit kleinen Andeutungen und Anspielungen: Man muss zeigen, was man drauf hat.

Cora hat schon in der neunten Klasse gekifft. Von den Mädchen kifft sie am meisten, nämlich jeden Tag. Besonders gern geht sie bekifft in den Sport- und Kunstunterricht. Auch Claudia kifft oft, aber seit kurzem nicht mehr jeden Tag. Doch auch sie verkündet, Kiffen sei gesund, reinige die Lunge. Sie schwärmt über die »geile« Wirkung: Sie und ihre Freundin liegen auf einer Wiese, die Sonne scheint, sie müssen sich halbtot lachen: Auf der Wiese wachsen bunte Blumen, sie sehen Blumen, die es gar nicht gibt!

Es wird auch darüber geredet, dass Kiffen nicht immer nur schön sei: Pausenkiffer wissen, dass man schlechtere Noten schreibt, wenn man zu viel kifft. Kevin kifft abends, denn er darf auch zu Hause kiffen. Inzwischen kann er nicht mehr einschlafen, wenn er vorher keinen Joint dreht. Cora kennt jemanden, der in der Schule »voll gut« war und dann wegen Kiffens völlig durchdrehte.

All diese Gespräche findet Krissy peinlich, will nicht mitreden. Nur die beste Freundin weiß etwas von ihrer Kifferkarriere. Krissy hat neu entdeckt, was es für ein gutes Gefühl ist, für ein Ziel hart zu arbeiten, für eine gute Leistung Anerkennung und auch Lob zu bekommen – auf eine ehrliche Art und Weise. Sie hat es nicht nötig, mit Spickzetteln zu arbeiten. Wegen ihrer guten Noten ist Krissy in der Klassengemeinschaft respektiert und anerkannt, und dieses Image möchte sie nicht verlieren.

Einmal zog Cora ihren Schlüsselanhänger aus der Tasche, an dem eine in Plexiglas eingeschweißte Cannabisblüte hängt. Sie zeigte ihn Krissy mit einer Geste, die vielleicht so viel heißen sollte wie: Na, du magst gute Noten schreiben, aber das hier ist etwas Spezielles, wovon du keine Ahnung hast! Krissy stellte sich dumm und fragte, was das sei. Zu Hause erzählte sie, Cora hätte gesagt, das sei »Grass«. Krissy sagte, sie hätte Lust gehabt, noch weiter zu spinnen und Cora zu fragen, was das denn für komisches Gras sei, denn es sähe doch gar nicht aus wie ein Grashalm.

Krissy findet nicht, dass es ihre Aufgabe sei, ihre Klassenkameraden »aufzuklären«. Über ihre Vergangenheit will sie nicht reden, nur mit denjenigen, die Ähnliches erlebt haben oder Hilfe brauchen, denn sie weiß ja von sich selbst, wie unbelehrbar Kiffer sind, wie überzeugt von ihrem Glück.

Eines Morgens ertappte die Mathelehrerin Andreas beim Kiffen in der Nähe der Schule. Amüsiert und verschwörerisch zugleich rief sie ihm zu: »Erwischt!« Das war's. – Diejenigen, die nicht kiffen, finden es unglaublich, dass die Lehrer nichts sehen, nichts riechen und nicht reagieren.

9. Dauerkiffen

Was dazu führen kann

> Dennoch machen sich alle wegen allem Vorwürfe, weil ein österreichischer Arzt, Dr. Sigmund Freud – ich bin sicher, Sie haben schon einmal von ihm gehört –, über krankhafte Beziehungen zwischen Eltern und Kindern geschrieben hat. Glauben die Indianer, ein Kind, das zum Mörder geworden ist, sei ein Opfer der elterlichen Erziehung? Antworten Sie! – Begehen Japaner Selbstmord, weil eines ihrer Kinder Drogen nimmt, auf die Straße geht und herumballert?
> Die Antwort ist dieselbe: nein.
>
> Paulo Coelho, » *Veronika beschließt zu sterben* «

Die abendländische wissenschaftliche Tradition basiert auf kausalem Denken (dem Verursacherprinzip), d. h. wenn X zuerst entstand und Y danach folgte, führte X zu Y, folglich war X der Entstehungsgrund von Y: X war die Ursache und Y die Wirkung.

Nach diesem Prinzip werden Defizite und Probleme als Auslöser von Drogenkonsum vermutet.[1] Doch wer Probleme für die Ursache hält, wird auch so lange fragen, bis er welche gefunden hat. Solange man intensiv genug fragen wird, kann man bei fast jedem Menschen – und besonders bei Jugendlichen – etwas finden, das man als einen Konflikt oder eine Problemsituation bezeichnen könnte. Die Frage ist nur: Wie schwerwiegend erlebt der Betroffene diese Situation und wie groß sind die Unterschiede zu Nichtkonsumenten?[2] Das sind Fragen, denen selten nachgegangen wird.

Die Gründe sucht man in den Familien, und es wird angenommen, sie seien sozial schwach, oder aber gerade die Familien der oberen Mittelschicht (die Eltern sind z. B. Akademiker) seien besonders gefährdet, weil die Kinder in diesen Familien vom »Kopf« her und zu leistungsbetont erzogen werden. Überdurchschnittlich oft käme in den betroffenen Familien Substanzmissbrauch oder körperlicher, sexueller oder seelischer Missbrauch vor. Was die Erziehung betrifft, so wird auf der einen Seite angenommen, dass die Kinder überbehütet werden, wodurch der natürliche Ablösungsprozess verhindert werde, oder von einer überfürsorglichen Mutter verwöhnt: in Wirklichkeit als eine Überkompensation von Ablehnung; oder das Kind werde von einer »kalten« Mutter ablehnend behandelt und vernachlässigt. Die betroffenen Jugendlichen würden entweder zu autoritär oder zu nachgiebig erzogen – oder aber als eine inkonsistente Kombination von den beiden Extremen.

Ein weiterer Vorwurf besagt, dass betroffene Eltern aus ihrem Leben nichts gemacht hätten und ihre eigenen, gescheiterten Lebensziele auf das Kind projizierten, und dass sie sich darum an das Kind kompensatorisch klammerten, was eine Erwartungshaltung mit viel Druck nach sich ziehe.

Darüber hinaus seien die »Drogenfamilien« sehr problembelastet, aber es finde keine offene Kommunikation statt: Die Probleme würden unter den Teppich gekehrt, man tue so, als sei alles in Ordnung, »bewahre den Schein«, aber tatsächlich lodere eine unterschwellige, unausgesprochene Aggression aus angestauter Wut und Hilflosigkeit. Oder es finde eine negative, überemotionale Kommunikation statt mit viel Spannungen und Streit.

Laut einer Studie der psychiatrischen Universitätsklinik Basel stammten 52 Prozent von 550 befragten Haschischrauchern im Alter von 14–22 Jahren aus zerrütteten Familien, 72 Prozent lebten in schweren Konfliktsituationen und in Opposition zu ihren Eltern, 56 Prozent litten an verzögerter oder verlängerter Pubertät, und nur 26 Prozent waren unauffällig.[3] Diese Zahlen kann man aber auch so lesen: Fast die Hälfte der Befragten kam aus intakten Familien, wobei die Frage offen bleibt, was – bei den heutigen Scheidungszahlen – als intakt anzusehen ist. Fast jeder Dritte lebte in einem harmonischen Verhältnis zum Elternhaus – ein Anteil, der mir, in Bezug auf die jugendliche Entwicklungsphase und die durch Cannabismissbrauch eventuell verursachte zusätzliche Beeinträchtigung, als so niedrig gar nicht erscheint. Knapp die Hälfte litt nicht unter pubertären Entwicklungsstörungen, und über ein Viertel hatte anscheinend überhaupt keine bemerkenswerten Probleme.

So ergibt sich ein anderes Bild, das nicht mehr weit entfernt ist von der Normalität. Aber die pathologische bzw. pathologisierte Seite hat unser Denken in der Drogenfrage stark geprägt. Es wundert nicht, wenn sich Eltern kaum trauen, offen über die Probleme zu reden, denn welche Eltern wollen sich schon Versagen vorwerfen lassen?

Es kann kein Zufall sein, dass manche der oben genannten Meinungen erst seit den sechziger und siebziger Jahren, nachdem sich die typische Kleinfamilie etablierte, bildeten, etwa nach dem Motto: Im Zweifel gegen die Eltern, die – auch noch mit zwei Kindern – in ihrer Beweisnot schlechte Karten haben.

Arbeitslosigkeit, Armut und schlechte oder fehlende Ausbildung, Lebenskrisen wie z.B. Scheidung, Abwesenheit oder Tod eines Elternteils oder beider Eltern werden als möglicher Konsumgrund herangezogen, doch andere Belastungen wie z.B. häufige, zu Schulwechseln führende Umzüge[4] oder häusliche Gewalt werden meistens gar nicht in Betracht gezogen. Liebeskummer wird praktisch nie erwähnt, obwohl er gerade für Jugendliche, wenigstens vorübergehend, sehr belastend sein kann.

Der Freundeskreis, die Cliquen und »Peer Groups« üben laut internationalen Studien einen weitaus größeren Einfluss auf das Konsumverhalten der Jugendlichen aus als das Elternhaus. So korreliert laut diesen Umfragen eine enge Beziehung zu den gleichgesinnten Freunden mit einem frühen Einstieg in den Drogenkonsum, und das Konsumverhalten der Freunde ist ein wichtiger Faktor bei Fortsetzung und Entwicklung des Konsums.[5]

Individuelle Gefährdung

> So änderte sich vor hundert Jahren das, was heute noch gültig ist:
> Es wird nur noch der gesund genannt, der noch nicht ausführlich genug
> untersucht worden ist.[6]

Expertenaussagen zufolge zählen bestimmte Charaktereigenschaften zu möglichen Risikofaktoren, die Drogenmissbrauch begünstigen sollen:

- verschlossen, gehemmt;
- dissozial bzw. asozial;
- delinquent oder auffällig;
- fehlendes bzw. unsicheres Selbstbewusstsein, eine Ich-Schwäche oder eine Vitalschwäche;
- Depressionsneigung;
- seelische Labilität;
- geringe Frustrationstoleranz;
- überfordernd erlebte Realität;
- Dysphorie (eine krankhafte Verstimmung);
- Hypersensibilität;
- beherrscht von Gefühlen von Leere und Sinnlosigkeit;
- sensibel bzw. verletzlich (vulnerabel).

Dies lässt vermuten, dass *andere nicht gefährdet seien:* Die Selbstbewussten, Intelligenten, Geselligen, Extrovertierten, Starken, Stabilen, Unauffälligen, die aus einer intakten Familie Stammenden etwa *könnten mit Drogen experimentieren, weil sie die Gefahren im Griff hätten.* Diese unterschwellige Aussage wird häufig mit entsprechenden Meinungen bestärkt, wie z. B.: Nicht die (vermeintlich harmlose) Droge trage zu negativen Rauscherlebnissen bei, sondern die jeweilige Seelenlage oder der negative Umwelteinfluss.[7] Zwischen den Zeilen lese ich: Bist du okay, kannst du ruhig Drogen konsumieren, dir wird nicht viel passieren. Die Leute, die den Konsum nicht »angemessen« kontrollieren konnten, waren nicht okay: Sie waren schon immer irgendwie labil oder krank.[8]

Während der Pubertät haben viele Jugendliche Probleme und sind besonders sensibel, und dies wird immer verstanden als etwas, das zu einer natürlichen Entwicklung in dieser verwundbaren Reifungsphase dazugehört und von Erwachsenen verständnisvoll und einfühlsam zu stützen sei. Im Englischen sagt man dazu »adolescent vulnerability«. Aber oft klingt es so, als ob diese der Jugend seit eh und je inhärente Eigenschaft etwas Krankhaftes wäre. Es geht so weit, dass sie begründen soll, inwieweit Jugendliche mit Drogengebrauch zurechtkommen oder nicht: Wer das schafft, sei stabil und gesund, wer nicht, sei halt labil. Diesen Denkansatz finde ich ziemlich zynisch.[9]

Eltern wissen, welch ein schwieriger Balanceakt es ist, in der Erziehung den goldenen Mittelweg zwischen »nicht zu streng« und »nicht zu nachgiebig« zu finden. Den wenigsten Eltern wird es gelingen, ihn permanent zu gehen. Es dürfte auch kaum jemanden geben, der in seiner Kindheit oder Jugend keinerlei seelische Probleme hatte, und so sind die auf Erziehungsdefizite basierenden Thesen potenziell auf alle Familien übertragbar.[10]

Die Auswertung internationaler Studien hat ergeben, dass Problemfaktoren im Elternhaus erst nach einer gewissen Gewöhnung am Drogenkonsum und vorwiegend in Verbindung zum Konsum harter Drogen einen konsumfördernden Effekt haben.[11] Nach allen Überlegungen bleibt jedoch die Frage offen, inwieweit der Drogenmissbrauch eines Kindes zu einer Problemsituation innerhalb der Familie beigetragen hat.

Was die wesensbedingte Gefährdung angeht, so dürfte es kaum möglich sein, von vornherein auszuschließen, dass ein einzelner Jugendlicher sicher *nicht* abhängig werden kann, ganz gleich wie stabil er erscheinen mag. Genausowenig kann man voraussagen, dass ein einzelner abhängig wird, selbst wenn er noch so labil oder familiär vorbelastet ist.

Die in diesem Kapitel besprochenen Thesen haben die öffentliche Meinungsbildung seit vielen Jahren geprägt und zu der vereinfachten Sichtweise geführt, dass Drogenprobleme nur bei entsprechend problematischen Familienverhältnissen und auffälligen Jugendlichen vorkommen. Es verführt zu der gefährlichen Annahme, dass selbstbewusste, gut integrierte junge Leute von den Risiken nicht berührt werden. Die unterschwellige Anmutung, dass seelisch stabile junge Leute gegen Drogenprobleme gefeit wären, kann dazu führen, dass

72

manche Probleme falsch gedeutet, nicht erkannt oder verdrängt werden.

Wenn das Problem dann offenbar ist, fühlen sich betroffene Jugendliche fast wie Versager. Zudem schämen sich viele Eltern, wenn sie sich eingestehen müssen, dass in ihrer »guten« Familie ein Drogenproblem existiert.

Im Nachhinein ist es immer möglich zu analysieren, warum Jugendliche abhängig wurden. Einen Grund dafür gibt es sicher in nahezu jeder Biographie.

Eltern können zusehen, wie sich das Wesen eines Kindes durch eine Abhängigkeit bis zur Unkenntlichkeit verändern kann. Reine Ursachenforschung hat für die Eltern nur sehr geringe Bedeutung, denn die Vergangenheit kann nicht mehr zurückgeholt und wiederholt werden. Es ist zwar wichtig, aus den Fehlern der Vergangenheit zu lernen, es ist jedoch genauso wichtig, voller Vertrauen und Zuversicht – ohne Schuldgefühle und Vorwürfe – nach vorn zu schauen, um mit positiver Kraft und mit Lebensmut der Zukunft zuzusteuern.

Unsere Tochter doch nicht!

Dass eine unserer Töchter Drogen missbrauchen würde, konnte ich mir nicht vorstellen, denn ich hatte sie zu selbstbewussten jungen Frauen erzogen, zumindest dachte ich so. Sie sollten unabhängig und frei sein: frei im Denken, frei im Fühlen. Wir waren ungefähr die letzten Menschen, die mit Drogenproblemen konfrontiert werden könnten, darin war ich mir ziemlich sicher. Für mich war auch diese Aussicht so etwas wie eine Horrorvision: Beschwört der Mensch etwa seine ärgsten Befürchtungen aus dem Unterbewusstsein herauf, bis sie lebendig werden?

Sicher habe ich mir darüber Gedanken gemacht, was wir versäumt oder falsch gemacht hatten. Hatte ich meine Töchter vernachlässigt, als ich ein zweites Studium anfing, als sie noch ziemlich klein waren? – Oder war es die häufige Abwesenheit ihres Vaters, an dem Krissy sehr hing? Jahrelang kam ich mir wie eine Alleinerziehende vor. Oder unsere wiederholten Umzüge und Auslandsaufenthalte: Unsere Töchter verloren Freunde, mussten neue finden, sich in gefestigte Klassengemeinschaften einfügen in einem Alter, in dem die Pubertät langsam einsetzt. Mit 13 kam Krissy in eine neue Klasse hinein, in der sich die anderen Schüler seit dem Kindergarten kannten. Hatte ich ihre Sorgen unterschätzt? Freunde fand sie dort nur unter denjenigen, die sitzengeblieben waren und, so wie sie, Außenseiter in der gefestigten Klassengemeinschaft waren. Sie freundete sich mit Klara und mit Stephan an. Beide kamen aus Scheidungsfamilien. Klara fühlte sich in der neuen Familie ihrer Mutter mit den kleinen Stiefgeschwistern ungeliebt und ungewollt; von ihrem Stiefvater fühlte sie sich tyrannisiert und seelisch unterdrückt. Klara erzählte, dass ihr älterer Bruder mit 16 aus dem Elternhaus hinausgeworfen wurde und anschließend heroinsüchtig wurde. Er hatte Klara zum fünfzehnten Geburtstag Haschisch besorgt. Bei der Gelegenheit rauchte Krissy das erste Mal Haschisch – sie war gerade 14 geworden. – Stephan ist drei Jahre älter als Krissy und lebt allein, seitdem er 14 ist. Dadurch hatte er schon immer viel Freiheit. Klara und Stephan wurden zu Krissys Kiffkumpanen.

Heute glaubt Krissy, dass der Schulwechsel ausschlaggebend war und der auslösende Faktor für ihren Cannabismissbrauch, denn sie litt sehr darunter, dass sie nicht gleich »dazugehörte«, aber ihre alten Freunde verloren hatte. Außerdem musste sie hart darum kämpfen, im Unterricht anerkannt zu werden, denn einige ältere Lehrer waren extrem konservativ, was sie aus der früheren Schule überhaupt nicht kannte. So eckte sie ständig an, nur weil sie wie gewohnt ihre Meinung äußerte, was in der früheren Schule gefördert wurde. – Bis dahin hatte sich Krissy ganz normal angezogen, nun trug sie eine ganze Zeit lang nur noch Schwarz, malte ihr Gesicht bleich an, auch um sich von ihren Klassenkameraden abzugrenzen.

Später integrierte sich Krissy gut in ihre Klasse, war beliebt, doch die alten Kifferfreundschaften blieben erhalten. Obwohl sie schon mit 15 ziemlich oft Haschisch rauchte, war sie bis zur zwölften Klasse eine gute Schülerin. Die Elternsprechtage waren die reinste Freude: Die Lehrer hatten unisono nur das Beste zu berichten – einige Lehrer waren von Krissy total begeistert. Sie war Klassensprecherin, weil sie selbstbewusst wirkte und es nach wie vor als einzige wagte, ihre Meinung gegenüber den Lehrern zu vertreten.

Krissy sprühte vor Energie und Lebensfreude. Sie war gefühlvoll, hatte viel Temperament. Sie las viel und setzte sich mit dem Weltgeschehen auseinander, interessierte sich für Kunst und malte eigenwillige, schöne Bilder. Krissy war keine Stubenhockerin – sie trieb jeden Tag Sport – und sah auch nicht viel fern.

Krissy war ein tolles junges Mädchen, wir hatten uns sehr gut verstanden, konnten gut miteinander lachen.

Nie hätte ich geglaubt, dass Krissy schon morgens auf dem Schulweg die erste Tüte drehte. Wozu sollte sie das nötig haben, denn sie war ein fröhliches junges Mädchen, war immer gutgelaunt. – Mit Haschisch konnte sie eben noch mehr lachen, sagt sie, ihre Schüchternheit übertünchen, eine Eigenschaft, die heute nicht mehr angesagt ist. Sie sagt, dass sie kiffte, weil sie »cool« sein wollte. Eben »cooler« als die anderen.

Neulich blätterte ich in einem Drogenbuch, das ich Krissy zu lesen gegeben hatte. Auf zwei Seiten hatte sie Notizen gemacht. Den Satz »Wer genug Freude am Leben hat, braucht keine Drogen«, hatte Krissy ergänzt: »Wer noch mehr Freude will ...« – Einen zweiten Satz: »Selbstbewusste Menschen können sich mit der nötigen inneren Sicherheit entscheiden, wenn Belastungen oder Versuchungen auf sie zukommen«, hatte Krissy umformuliert in: »Selbstbewusste Menschen können durch Drogen untergehen.«[12]

10. Dauerkiffen und Abhängigkeit

Ich kann jeder Zeit aufhören. Es ist keine Abhängigkeit.
Aber manchmal denke ich ... Was ist mit mir los?
Ein 19-jähriger Haschischkonsument[1]

Offensichtlich gibt es eine psychische Abhängigkeit von Cannabis. Wer das bestreitet, den möchte ich einladen, für ein Jahr in der Drogenberatungsstelle zu arbeiten, wo er mit den Leuten reden kann. Vielleicht würde er dann anders urteilen.[2]

Drei wesentliche Merkmale kennzeichnen die Abhängigkeit von einem Rauschmittel, sei es Cannabis oder eine andere Droge:
1. Vordringlichkeit der Drogenbeschaffung vor anderen Lebensaspekten;
2. Zwanghafter Gebrauch der Droge;
3. Rückfallneigung oder ständig wiederkehrender Drogenkonsum.[3]
Wie eine Abhängigkeit oder eine Sucht[4] entsteht, ist noch nicht vollständig geklärt. Welche Rolle das Belohnungssystem des Gehirns dabei übernimmt, wurde bereits kurz beschrieben. Experten sind vielfach der Meinung, dass nicht die missbrauchte Substanz allein über den Schweregrad einer Abhängigkeit entscheidet, sondern das jeweilige Konsummuster, wobei heute oft von »weichen« bzw. »harten« Konsummustern gesprochen wird.[5] So kann auch eine sogenannte

substanzunabhängige Sucht, wie etwa die Magersucht, gefährlicher sein als eine substanzabhängige wie die Koffeinsucht. Wie und warum es bei einigen Menschen bei bestimmten Substanzen zu missbräuchlichen Konsummustern kommt, weiß man allerdings noch nicht genau.

Es ist fragwürdig, Drogen in eindeutig gefährliche und ungefährliche einzuteilen, denn: Es gibt Menschen, die Jahrzehnte lang regelmäßig Alkohol konsumieren können und keine Probleme bekommen – für sie ist Alkohol scheinbar harmlos. Doch es gibt andere, die nach einer relativ kurzen Zeit abhängig werden – für sie ist Alkohol gefährlich. So kann Missbrauch – soweit sich noch keine negativen Auswirkungen entwickelten – Jahre lang vermeintlich harmlos bleiben, wobei nicht auszuschließen ist, dass es später doch noch zu seelischen oder körperlichen Schädigungen kommen kann. So sind auch die Gründe für eine Suchtenwicklung und die damit verbundenen Umstände vielschichtig und nicht auf einen einzigen Nenner zu bringen.

Wenn Süchtige ein derart starkes Verlangen nach Heroin verspüren, dass sie gegen Gesetze verstoßen, um für ihren Drogenkonsum Geld zu beschaffen, so gilt die Droge Heroin, nicht nur aus diesem Grund – zu Recht – als gefährlich. Die Droge Haschisch dagegen gilt als »weich«, sprich relativ harmlos, während einige Jugendliche, die Cannabis missbrauchen, derart gravierende Probleme bekommen können, dass sie therapiert und sogar psychiatrisch behandelt werden müssen. Einige von ihnen benötigen Jahre, bis sie wieder hergestellt sind und in der früheren Lebensphase neu anknüpfen können, so langwierig können Folgen von Cannabismissbrauch sein. Dies sind persönliche Tragödien, über die kaum jemand spricht, und kaum jemand scheint sich dafür zu interessieren, weil die Auswirkungen psychischer Natur und daher weniger auffällig sind. Und weil die Öffentlichkeit über psychische Symptome im Allgemeinen schlecht informiert ist, werden sie oft nicht verstanden – oder sie werden falsch interpretiert oder verdrängt. *Für Eltern ist es deshalb wichtig, dass sie diese Anzeichen gut kennen, um ihrem Kind möglichst früh helfen zu können.*

Psychische Sucht

Es ist unumstritten, dass Cannabismissbrauch abhängig machen kann. Pauschalisierte und grob vereinfachte öffentliche Äußerungen, wie z. B. »Haschisch macht nicht süchtig« oder »Alkohol ist weitaus gefährlicher« führen zu großer Unsicherheit in der Bewertung und Einstellung zu dieser Droge, gerade bei den Jugendlichen.[6]

Eine Cannabisabhängigkeit fängt langsam und schleichend an. Obwohl ihre langfristigen Folgen für den Betroffenen verheerend sein können, ist ihr kurzfristiger Verlauf nicht dramatisch, und so findet sie kaum Beachtung, denn bekanntlich verursacht Cannabis »nur« eine psychische Sucht.

Jede Sucht entsteht im Kopf, auch die »körperliche«, womit eigentlich die körperlich geprägten Entzugserscheinungen gemeint sind und nicht die eigentliche Sucht. Sogar bei einer Heroinsucht sind die körperlichen Entzugserscheinungen, auch wenn sie sehr qualvoll sein mögen, relativ schnell überstanden; was langfristig bleibt, ist die psychische Sucht. Sie ist es, die die Rückfälle verursacht, und nicht die schon längst überwundenen körperlichen Entzugssymptome. Mittlerweile sind sich viele Experten darüber einig, dass gerade die psychische Sucht langfristig schwer zu beeinflussen ist.[7]

Groß angelegte Studien aus den Jahren 1992–2001 in mehreren Ländern belegen, dass ein großer Anteil der über Jahre Cannabis Konsumierenden Missbrauch betreibt und abhängig ist – je nach Befragung zwischen 9 Prozent und 14 Prozent, wobei sich die meisten ihrer Abhängigkeit nicht bewusst waren. Gerade das fehlende Bewusstsein ist ein typisches Merkmal einer Abhängigkeit.[8]

Cannabisentzug

Es ist eine weit verbreitete Meinung, dass Cannabisentzug überhaupt keine Symptome hervorrufen kann. Die Entzugserscheinungen mögen nicht so auffallend und auch nicht so quälend sein wie bei den harten Drogen und sie kommen nicht bei allen Kiffern vor, doch sie sind bei einer beträchtlichen Anzahl von Konsumenten zu beobachten. In Studien aus den Jahren 1996–1999 wurde ein Cannabisentzugssyndrom eindeutig nachgewiesen. Tausende von Testpersonen wurden in einer groß angelegten Studie beobachtet, wobei 16 Prozent der Dauerkonsumenten bei Konsumbeendigung Entzugssymptome entwickelten.[9] Zu den Symptomen zählten z. B. Schwitzen, Übelkeit, Durchfall, Zittern und verstärkter Speichelfluss. Weitere Entzugssymptome sind psychisch, wie z. B. Schlaflosigkeit, Reizbarkeit oder Aggression, Konzentrations- und Gedächtnisstörungen sowie innere Unruhe und Verwirrtheit. Essstörungen in Form von Magersucht werden bei Cannabisentzug häufig beobachtet.[10]

Abgesehen von den Entzugserscheinungen besteht bei der Cannabissucht, wie bei jeder anderen Abhängigkeit auch, der unwiderstehliche und gebieterische Drang, den Haschischkonsum trotz negativer Auswirkungen fortzusetzen.[11] Denn nicht der Schweregrad der Entzugserscheinungen allein entscheidet immer über die Suchtpotenz: Nikotinentzug verursacht nur wenig ausgeprägte körperliche Symptome. Doch fast jeder Raucher weiß, wie hartnäckig eine Nikonsucht sein kann und wie schwierig es ist, mit dem Rauchen aufzuhören.

Rückfälle

Cannabisabhängige können ebenso rückfällig werden wie andere Rauschmittelabhängige. Auch diejenigen, die sich ganz fest vorgenommen hatten, den Konsum zu beenden oder ihn nur noch kontrolliert zu betreiben, können einen Rückfall erleiden. Es wird besonders schwierig, bei dem guten Vorsatz zu bleiben, wenn Jugendliche in ihre alte Clique zurückkehren.

Viele Experten sind der Meinung, dass diejenigen, die schon einmal abhängig waren, auf Haschischkonsum völlig verzichten müssen, denn das vorherige missbräuchliche Konsummuster wird sich nach einem Rückfall schnell wiederholen und sich verfestigen.[12]

Fachleute rätseln darüber, warum sich solche falschen Konsummuster derart hartnäckig einnisten, dass jede Neuaufnahme des Konsums fast zwangsläufig und schnell wieder zu einer Abhängigkeit führt. Man geht davon aus, dass das Gedächtnis die angenehmen Konsumfolgen als Verhaltensverstärker des Belohnungssystems speichert, die dann durch erneuten Rauschmittelgebrauch wieder hervorgerufen werden.[13]

Alle psychoaktiven Stoffe, einschließlich Cannabis, entfalten bei jedem Konsumenten eine individuelle und jeweils unterschiedliche Wirkung. Entsprechend kann sich das Suchtpotenzial eines Rauschmittels bei jedem Konsumenten unterschiedlich entfalten: Obwohl z.B. Opiate bei den meisten Menschen hochgradig suchterzeugend wirken, gibt es vereinzelt Individuen, die davon nicht süchtig werden.

Oder: Substanzen wie Alkohol und Cannabis, die bei Erwachsenen bei moderatem Konsum relativ unbedenklich sein können, können bei manchen Menschen rasch zu einer Sucht führen, wobei Jugendliche selbstverständlich weitaus mehr gefährdet sind. Daraus folgt aber nicht, dass Substanzen mit einem niedrigeren Suchtpotenzial eine mildere Abhängigkeit auslösen! Die Sucht mag andersartig sein, muss für den Betroffenen deshalb nicht weniger leidvoll sein.

Die psychische Sucht wird oft unterschätzt. Leicht neigen wir zu der Ansicht, alles, was sich im Kopf abspielt, sei leichter kontrollierbar als die körperlichen Auswirkungen. Man glaubt, dass eine psychische Sucht nur bei seelisch labilen und schwachen Menschen entstehen kann – andere müssten doch genug Willenskraft besitzen, um den Konsum regulieren oder jeder Zeit damit aufhören zu können, wenn sie nur wollten. Nach dem Motto: Was im Kopf sitzt, lässt sich auch »mit dem Kopf« kontrollieren.

Sogar in der Fachliteratur wird manchmal der Eindruck erweckt, als sei der Cannabisabhängige an seiner Abhängigkeit selbst schuld: Entweder war er pathologisch vorbelastet oder labil. Oder: Der Konsument habe nicht gelernt, mit Haschisch »angemessen« umzugehen, ein Umstand, der quasi als eine krankhafte Verfehlung angesehen wird. – Aber wie man in dieser Gesellschaft adäquaten Umgang mit Haschisch lernen kann, wird der Fantasie der Leser überlassen.

Unser Umgang mit Sucht und Süchtigen ist mit Werturteilen behaftet, die sich in Ausdrücken wie z.B. »mit Alkohol/mit Cannabis nicht umgehen können«, »im Umgang mit Alkohol/mit Cannabis Probleme haben« zeigen, ohne dass uns dies bewusst wird. Ein anderes Beispiel: Ich biete einem Freund Haselnüsse an. Er sagt, er sei allergisch dagegen und könne sie nicht vertragen, ja, sie könnten bei ihm sogar lebensgefährliche allergische Reaktionen hervorrufen. – Was sage ich dazu? »Es tut mir leid, das wusste ich nicht!« Oder (besserwisserisch): »Von Haselnüssen kommt es nicht! So viele essen Haselnüsse. Mir ist doch auch nichts passiert! Es muss etwas anderes sein. Sicher hast du Paranüsse gegessen.« – Sobald Cannabisabhängigkeit das Thema ist, reagieren »Haschisch-Freunde«, ob jung oder alt, immer gleich: Das Problem kann nicht Kiffen sein.

Niemand entwickelt eine Abhängigkeit willentlich oder weil es ihm Spaß macht. Eine Sucht bringt keinen Lustgewinn, sie bedeutet Qualen und Leid für die Betroffenen und ihre Angehörigen. Eine

Sucht kann einen Menschen verändern, ja ruinieren – nicht weil er nicht »willensstark genug« war, um sich zu »beherrschen«, nicht in der Lage war, »angemessen« zu konsumieren. Meiner Meinung nach sind das einseitige und zynische Betrachtungen einer menschlichen Tragödie, die jeden von uns treffen kann.

Über Cannabisabhängigkeit wird nicht geredet, und zwar deswegen nicht, weil sie oft gerade die Menschen trifft, bei denen man es vorher nie vermutet hätte. So kann man sie leicht ignorieren, Berichte darüber als »Horrormeldungen« abtun. Bis es einen geliebten Menschen – oder einen selbst erwischt …

Herbst 1998:
Nur noch ein Albtraum, aber Krissy kann nicht aufhören …
Nach den Ferien hätte ich erkennen müssen, dass sich nichts geändert hatte, dass Krissy munter weiter kiffte, denn sie hatte kein Interesse mehr, ihren Führerschein zu machen, dem sie so entgegengefiebert hatte.
Früher hatte Krissy ab und zu geschwänzt, doch nun wurde es zum Dauerzustand, aber davon wussten wir lange nichts, denn sie war ja volljährig. Eine ganze Zeit dachte ich noch, dass sie in die Schule ging, denn ich fuhr sie jeden Morgen hin, doch später erzählte sie mir, dass sie statt dessen im Fitness-Studio war und danach die meiste Zeit im Bus durch die Stadt fuhr, an der Elbe wanderte, Joints rauchte und Süßigkeiten aß. Jeden Nachmittag kam sie zur gewohnten Zeit nach Hause. Ich wartete mit dem Essen auf sie, fragte, wie immer, wie es in der Schule war, ob sie einen schönen Tag hatte und ob es etwas Neues zu erzählen gab. Mit irgendetwas redete sie sich heraus, gab plausible Erklärungen: Dass sie sich mit einem Kunstprojekt intensiv beschäftige. Es gehe um dreidimensionale Gestaltung, und als Modell dafür habe sie sich ein leer stehendes Haus an der Elbe ausgewählt. Sie redete viel über das Projekt, schilderte detailliert ihre Vorstellungen und ihre Ideen. Ich schöpfte keinen Verdacht, denn sie war ja bisher eine gute Schülerin gewesen.
Zu ihren Freunden hatte sie bald kaum noch Kontakt. Weil Klara schon längst vom Kiffen Verfolgungswahn bekam, hielt Krissy sie für eine »Loserin«. Stephan wohnte inzwischen in München, Emilie war nach Kassel gezogen, und mit Sophie hatte sich Krissy gestritten. Bald brauchte sie auch niemanden mehr, denn alles, wofür sie sich noch interessierte, war, ständig bekifft zu sein. Sie lebte in einem Dauerrausch, fernab der Realität, in ihrer Innenwelt, die allerdings nicht mehr schön war.

Krissys Klassenkameradin bestellte einen Gruß vom Deutschlehrer: Deutschunterricht sei nichts ohne Krissy! Als es schon viel zu spät war, meldeten sich etliche Lehrer, die um sie besorgt waren.

Eines Abends ging Krissy der »Stoff« aus. Sie wusste, dass Julia noch einen kleinen Vorrat Grass hatte. Sie bettelte und bettelte, und als Julia ihr nichts geben wollte, war Krissy außer sich vor Wut, wollte Julia würgen. Julia war völlig erschüttert – das erste Mal begriff sie, was mit Krissy los war, und drohte ihr, mir davon zu erzählen. Doch es blieb bei einer Drohung …

Heute weiß ich, dass Krissy zeitweise unter Verfolgungswahn litt, doch sie sprach mit niemandem darüber, denn sie hatte keine Ahnung, dass so etwas bei starken Kiffern vorkommen kann.

Obwohl die Wirkung längst zum Albtraum geworden war, konnte Krissy nicht aufhören zu kiffen.

Inzwischen telefonierte ich ständig mit diversen Drogenberatungen und Privatpraxen und bekam oft zu hören: »Cannabismissbrauch – das wird eine lange und schwere Therapie!« – Die spinnen doch, dachte ich, wollen nur Geld machen. Ich hatte immer noch keine Ahnung. Alles, was man darüber hört, ist doch eher vage: »psychische Sucht«. Ja, was ist denn das? Darunter kann sich kein Mensch etwas vorstellen. »Psychische Sucht« hört sich so an, als ob man an etwas immer nur denken müsste, so ähnlich, wie wenn man verliebt ist. Man stellt es sich so vor, als sei es wie eine lästige Fliege, die um den Kopf herumschwirrt, die man aber wegscheuchen kann, wenn man nur will. Wenn man stabil genug ist. Und heute muss man stark sein, egal wie jung und unreif man ist, sonst gilt man als labil: Jugendliche sollen von sich aus lernen, mit illegalen Drogen, zu denen sie fast uneingeschränkten Zugang haben, »angemessen« umzugehen, sonst gelten sie schon fast als nicht lebenstüchtig. – Das Dumme ist, dass Kiffer nicht nur »psychisch« ans Kiffen »denken« müssen, sie müssen kiffen, und das ist durchaus etwas Physisches!

Weil ich nicht wusste, was psychische Sucht ist, hatte ich mir eben auch eingebildet, dass Krissy jeder Zeit aufhören könnte, wenn sie nur wollte und sie lediglich guten Willen bräuchte, um den Entschluss zu fassen, Haschisch nicht mehr anzurühren. Aber die psychische Abhängigkeit beeinträchtigt die Willenskraft und die persönliche Entscheidungsfreiheit genauso wie die »körperliche Sucht« auch.

Während Krissy nach den Ferien im August, Anfang September, die fröhliche, hübsche Krissy war, war sie Anfang November nicht wieder zu erkennen. Bekannte, die sie in den Ferien getroffen hatten, erkannten sie aus nächster Nähe nicht mehr – sie dachten, es sei eine Freundin unserer Töchter: Jede Abhängigkeit und jede Sucht verändert den Menschen.

Ich nehme an, dass Krissy, da sie während der Ferien mehrere Wochen lang clean war, die gewohnte hohe Dosis Haschisch danach nicht vertragen konnte. Aus einem sehr starken Joint hatte sie einen schrecklichen Horrortrip bekommen: Sie bildete sich ein, dass unzählige Spinnen auf ihrer Haut krabbelten. Seit dem Tag ging es ihr immer schlechter. Die Spinnen »verfolgten« sie noch Monate lang.

»Aus dem Tal der Tränen«

Lucas ist ein gut aussehender Mann, Mitte dreißig, sehr jugendlich; er hat eine positive und sympathische Ausstrahlung. Lucas hat Wirtschaftswissenschaften studiert, auf Journalismus umgesattelt und als Auslandskorrespondent gearbeitet. Heute ist er als Top-Manager im Medienbereich tätig. Ich besuche ihn in seiner eleganten, geschmackvoll eingerichteten Wohnung in einer Stadtvilla in Hamburg-Harvestehude. Wir sitzen gemütlich am Esstisch, trinken Tee. Lucas erzählt mir, wie er seine starke Cannabissucht überwand.

Wer bot dir das erste Mal Cannabis an?

- Ich muss sechzehn gewesen sei, kurz nachdemm ich nach Holland gekommen bin. Es war auf einer Schulparty in der deutschen Schule. Es war auch der Einstieg in einen neuen Freundeskreis. Wir sind in einem Umfeld groß geworden, wo wir nach der Schule regelmäßig in Coffee Shops gegangen sind und dort oder im privaten Kreis Joints geraucht haben. Es war normal, ganz alltäglich, wie wenn andere Bier trinken. So ist es ja auch in Holland, wenn man in einem Coffee Shop sitzt – das hat mich damals schon ziemlich beeindruckt, dass dort zur »blue hour« nach Büroschluss Manager im Anzug hineinkommen und sich ihre Tüten reinziehen, ohne dass es irgend jemanden interessiert, ohne dass es irgendwie ihren Job beeinträchtigt. Es ist eben ein Alltagsmittel in Holland. Mit meinen Freunden habe ich dann regelmäßig nach der Schule, am Strand oder auf Strandfesten geraucht.

Wie kam es dazu, dass du immer mehr konsumiertest?

- Nach dem Abitur bin ich zurück nach Deutschland gezogen, um in Köln zu studieren. Durch den Aufenthalt in Holland war Cannabisgebrauch für mich alltagstauglich, so wie Alkohol und Tabak. Viele meiner

Freunde haben auch geraucht, eigentlich nicht so häufig, eben nur ab und zu mal. So war es auch bei mir. Dann bin ich allerdings in einen Freundeskreis hineingekommen, in dem mehr geraucht wurde. Aber erst durch meine Unzufriedenheit mit meinem Studium und über meinen Umgang mit der Situation geriet ich in einen Teufelskreis, denn der Cannabiskonsum bot mir eine Fluchtmöglichkeit. Das Problem war, dass ich selber nicht die Stärke besaß, die Konsequenz zu ziehen, dass ich aufhöre und etwas mache, das mir Spaß macht. Es war dann eher so, dass ich das Problem verdrängte, auch um die Eltern nicht zu enttäuschen. Wäre ich Sportler geworden, wäre es eine Möglichkeit gewesen, das Problem zu umgehen, weil ich mich dort hätte hineinsteigern können, oder in andere Dinge. Wir hatten ein sehr harmonisches Elternhaus, aber wir Kinder wurden nicht erzogen, Ehrgeiz zu zeigen. Und so fehlte mir der eigene Antrieb, das Urproblem, das Studium, zu lösen. Von Köln aus bin ich dann oft über die Grenze nach Holland gefahren und habe von dort Cannabis mitgebracht, was kein Problem war.

Wie fandest du die Wirkung?

- Die Wirkung erlebte ich als Freiheit von der Unterdrückung, die ich wegen meines Studiums empfand. Man berauscht sich in einen Zustand, in dem Empfindungen viel stärker werden, und ich hatte das Glück, dass sie überwiegend sehr positiv waren, so dass ich empfänglicher war für Musik, Natur, für Farben. Es war ein positives Element in meinem Leben, denn ich lebte in einer belastenden, unzufriedenen Situation, die ich verdrängte, und jeder Tag der Verdrängung ließ die Last noch schwerer werden. Ich hatte mir eine illusorische Freiheit geschaffen, in der die Welt nicht nur schöner wirkte, sondern in der ich auch mein Problem verdrängen konnte. Zuerst habe ich nicht sehr viel gekifft, ich habe auch studiert, nebenbei auch gearbeitet. Ich konnte immer wieder gerade stehen, rührte die Sachen nicht an, und es ging gut, bis dann wieder der Punkt kam, wo ich eine Ablenkung von meinem Studium brauchte und wieder in den Trott hineingeriet. Es war ein ständiges Rein und Raus, bloß dieses »Rein« wurde immer mehr und immer länger. In Zeiten des Exzesses bin ich zweimal die Woche nach Holland gefahren und habe jeden Tag drei, vier Tüten geraucht. Ich wohnte in einer WG – die anderen haben studiert oder gearbeitet, und ich habe sie dann irgendwann kaum noch gesehen, weil ich dauernd unterwegs war. In Holland habe ich mich schon zugekifft und bin auch bekifft Auto gefahren. Es war alles kein Problem für mich. Ich bin in einen Teufelskreis gekommen, wobei es sich über einen sehr langen Zeitraum langsam und schleichend entwickelte. Man ist auch von einer irrsinnigen Gleichgültigkeit umhüllt, eine körperliche Abhängigkeit habe ich nie gespürt, sondern eine psychische, aber die war genauso stark und hat mich dahin geführt.

Wussten deine Eltern oder deine Freunde von deinem Problem?

- Meine Eltern haben früh gewusst, dass ich gekifft habe, und ich habe ihnen sehr viel Leid zugefügt. Sie waren sehr traurig darüber, haben versucht, mir Gesprächspartner zu organisieren, die ich alle abgelehnt habe – das interessierte mich nicht, ich wollte mein eigenes Leben führen. Sie haben keinen Zugang zu mir gefunden, meine Freunde habe ich auch abgeblockt. Sie haben alle gemerkt, wie ich tiefer und tiefer abgesackt bin. Das war mein eigenes Ding, da habe ich niemand reingelassen. Doch man macht den anderen etwas vor, tut so, als sei alles in Ordnung, nur um sich wieder schnell zurückzuziehen in seine eigene Welt.

  Vorwiegend war es dann auch so, dass man nur noch berauscht sein will: Erstens braucht man mit der Zeit sehr viel mehr, um überhaupt high zu werden. Und was ich dem Haschisch vorwerfe, ist, dass es irrsinnig träge macht. Man bekommt davon keinen Energieschub, sondern wird unendlich faul, träge, vegetiert vor sich hin. Das hat letzendlich auch das Interesse an schönen Dingen verdrängt, weil man völlig phlegmatisch geworden ist. So dass der ursprüngliche Gewinn, die vermeintliche Freiheit sich genau umgekehrt hatte, zu einem Gefängnis wurde.

Wie kam es zu einer Wende?

- Nach drei Jahren des Hinauszögerns habe ich den Schnitt gemacht, denn ich bin an einem Punkt angelangt, wo ich mir gesagt habe, ich kann so nicht weiter machen, ich habe auch keine Lust, so weiter zu machen, es muss jetzt etwas passieren. Ich hatte den Traum, nach Asien zu reisen, um danach, wenn ich zurückkomme, zu entscheiden: Entweder studiere ich zu Ende, oder ich lasse es bleiben. Ich wollte einen Schnitt machen, einfach aus dem Ganzen herauskommen, um eine Distanz zu gewinnen, bin also nach Nepal geflogen. Klar, in Katmandu gibt es Cannabis bis zum Umfallen, und ich habe mir zehn Gramm für 10,– Mark gekauft, es war eine sehr leckere Sorte. Eine Woche lang habe ich mir von morgens bis abends die Birne zugeknallt. In dieser mittelalterlichen Umgebung war es absolut berauschend. Nach einer

Woche habe ich mir gesagt: Halt, das ist nicht der Grund, warum du hier bist, habe das restliche Zeug weggeworfen und bin auf das Basislager am Mount Everest hochgestiegen, insgesamt vier Wochen lang geklettert, bis zur Grenze meiner körperlichen Fähigkeiten, was richtig gut war, denn es hat mich unheimlich befreit. Danach kam ich zurück nach Katmandu, wo der Bürgerkrieg schon ausbrach. Ich bin nach Bangladesh geflogen, wo ich einen Freund besuchte, der in einer Entwicklungsorganisation in Dakar gearbeitet hat. Ich bin dort einen Monat geblieben, mit aufs Land gefahren, durch die Slums gezogen und habe wirklich alles gesehen. Da ist mir auch bewusst geworden: Wo sind eigentlich deine Probleme, was sind es für Probleme in deinem Leben, wenn du es vergleichst mit dem, was dort vor deinen Augen abgeht? Das war für mich ein weiterer Türöffner. Ich sagte mir, halt, du musst jetzt genau überlegen, wie es in deinem Leben weitergeht. Da bin ich weiter nach Thailand gereist und habe dort drei Wochen in einem Kloster verbracht. Danach sagte ich mir: Jetzt ist Schluss! Ich bin zurückgeflogen, habe mit meinen Eltern gesprochen und mit ihnen ausgemacht, dass ich nach Hause ziehe und mir eine Nachhilfe organisiere, die mir hilft, mich auf das Examen vorzubereiten. Wenn die Entscheidung gefallen ist und man sagt: »Hilf mir«, braucht man auf alle Fälle Unterstützung, sei es durch Eltern oder Freunde, aber die Entscheidung muss man selber treffen.

Ich habe dann anderthalb Jahre bei meinen Eltern gewohnt, habe mein eigenes Reich gehabt, aber ich hatte keine Ausreden, keine Ausflüchte mehr, ich hatte eben nur ein Ziel, und das war das Examen. Gottseidank habe ich das Examen geschafft. Ich bin froh, dass ich so weit gekommen bin, obwohl ich zu dem Zeitpunkt noch nicht so ehrgeizig war, aber ich habe mir selber bewiesen, dass ich aus einer so total deprimierenden Situation, aus dem Tal der Tränen herausgekommen bin. Wenn ich meine Eltern nicht gehabt hätte, wäre ich vielleicht rückfällig geworden, denn der Cannabis war ein Fluchtmittel, das sich verselbstständigt hatte, zum Zweck wurde und mein ganzes Leben vereinnahmte.

Seit ich das Examen bestanden habe, führe ich ein glückliches Leben, ich bin übergewechselt zum Journalismus, habe ein Volontariat gemacht und sofort gemerkt, dass das mein Ding ist.

Glaubst du, dass du schon richtig abhängig warst?

- Ich war völlig abhängig. Es war so weit, dass ich keine Pausen mehr machte, Interesse an gar nichts mehr hatte. Kein Interesse mehr an Leuten, es ging mir nur noch darum, meinen gewohnten Ablauf zu haben, zu rauchen und mich irgendwie herumzutreiben. Ich habe irgendwann auch selber versucht, mir psychologische Hilfe zu organisieren, habe allerdings keine Vertrauensperson gefunden und den Versuch abgebrochen. Das Einzige, was mir geholfen hat, war die Situation in Katmandu: Ganz unten angekommen zu sein, ganz unten an einem Punkt, wo man sich sagt, im Grunde ist es jetzt egal, ob du von der Brücke springst oder nicht, es ändert nichts. Aber eigentlich ist es nicht aussichtslos, man kommt ja aus einer solchen Situation hinaus, doch wenn man in der Situation selbst drin ist, wirkt sie aussichtslos. Da war es so: Ob ich weiter lebe oder nicht, ob ich von einer Brücke springe oder nicht, auch das war im Grunde genommen egal.

Ich habe allerdings die glückliche Gabe, in meinem Leben, am Ende des Tunnels immer Licht zu sehen, sonst wäre ich sicherlich heute nicht mehr hier. Das liegt auch daran, dass ich eine sehr glückliche Jugend gehabt habe, ein sehr positiver Mensch bin, der doch letztendlich am Leben festgehalten hat.

Hast du die Risiken gekannt?

- Ein Risikobewusstsein hatte ich eigentlich nicht, es war eine Alltagsdroge, und das Risiko, das man im Nachhinein vielleicht sieht, ist in dem Moment nicht vorhanden, weil es einem eigentlich auch egal ist.

Meinst du, dass man sich damit selbst blockiert?

- Ja, man blockiert sich total.

Ich fühlte mich zum Haschischrauchen nie verführt, es war immer meine freie Entscheidung. Obwohl ich heute noch sporadisch und sehr selten Cannabis rauche, kann ich immer noch nicht damit vernünftig umgehen, sondern, wenn etwas da ist, muss ich es sofort rauchen. Dann habe ich meine Ruhe, aber damit vernünftig umgehen kann ich nicht. Und da ich das weiß, will ich damit nichts mehr zu tun haben. Aber ich bin froh darüber, dass ich im Nachhinein tolerant bin: Es war eine schreckliche, aber auch eine wichtige, für meinen späteren Weg prägende Zeit. Ich habe den Teufelskreis gesprengt, bin zurück ins normale Leben, konnte mit Energie und Ehrgeiz tolle Projekte in meinem Leben starten. Meine Jugend war von einer Gleichgültigkeit geprägt, und wenn es so weiter gegangen wäre, wäre es vielleicht für immer irgendwie Wischiwaschi geblieben.

Glaubst du, dass du immer noch latent gefährdet bist?

- Ja, absolut. Und das wird auch mein ganzes Leben so bleiben.

11. Dauerkiffen und seelische Störungen

Schweigen über einen Menschen legt ein beredtes Zeugnis ab.
Gerd Uhlenbruck

Die Behandlung einer Drogenabhängigkeit beschränkt sich nicht auf den Entzug oder auf eine Suchttherapie. Dass manche Suchtkranke, auch Cannabisabhängige, ambulant und zum Teil sogar stationär behandelt werden müssen, weil sie durch den Missbrauch seelische Störungen davontragen, was mit Entgiftung oder Entzug nichts zu tun hat, wissen nur wenige, weil darüber nicht geredet wird.

Missbrauch von Cannabis sowie von Alkohol, Amphetaminen oder Kokain kann psychische Störungen und im schlimmsten Fall sogar eine Psychose auslösen, ihre Entstehung begünstigen oder beschleunigen. Heroinsucht löst keine Psychosen aus.

Jedes Jahr werden in Deutschland schätzungsweise 5000 junge Menschen wegen einer Drogenpsychose stationär behandelt. Seit 1994 hat sich die Zahl fast verdoppelt![1] Die meisten haben u.a. Cannabis konsumiert. Laut Information der Psychiatrischen Universitätsklinik Hamburg haben ca. 20 Prozent der jungen Patienten, die erstmalig stationär behandelt wurden, zuvor u.a. Cannabis eingenommen. In der Drogenambulanz für Jugendliche und junge Erwachsene der Universitätsklinik Hamburg bilden Cannabiskonsumenten bereits die Mehrzahl der Hilfesuchenden; sie beklagen sich über unterschiedlichste Störungen – ungefähr 800 bis 900 junge Patienten pro Jahr.[2]

In einer Studie aus Großbritannien aus den Jahren 1993 und 1996 gaben etwa 15 Prozent der befragten Cannabis-Langzeitkonsumenten an, psychotische Symptome zu haben, wie z.B. paranoide Ideen, Ich-Störungen, Stimmenhören oder Verfolgungswahn.[3] Mit Glück verschwinden solche oder ähnliche Symptome in kurzer Zeit von allein, dauern von einigen Stunden bis zu ein paar Tagen, können jedoch auch bis zu mehreren Wochen und sogar länger anhalten und müssen ambulant oder stationär behandelt werden. Unter fachlicher Behandlung können die Symptome in einem günstigen Fall schnell abklingen; unbehandelt besteht das Risiko, dass sie sich verschlimmern und weiter einnisten.

Cannabispsychose

Eine Drogenpsychose kann durch eine Intoxikation, d. h. eine Vergiftung als Folge einer Überdosis entstehen. Sie kann im Zusammenhang mit chronischem Missbrauch ausgelöst oder eingeleitet werden, dann wird von einer *Doppeldiagnose Missbrauch – Psychose* gesprochen.[4]

Wie eine Ursachenkette Cannabis-Ausbruch psychotischer Symptome zustande kommt, ist noch nicht entschlüsselt, und auf dem heutigen Stand der Wissenschaft können dafür keine eindeutigen Beweise präsentiert werden. Dennoch: Es gibt deutliche Hinweise darauf, dass zwischen Cannabismissbrauch und einem erhöhten Risiko, an einer Psychose zu erkranken, ein Zusammenhang existiert, wobei Fachleute von einer *Affinität* sprechen, d. h. von einer besonderen Verbundenheit zwischen beiden Faktoren.[5]

Eine Cannabispsychose ist von einer schizophrenen Psychose kaum zu unterscheiden.

Cannabismissbrauch: ein Risikofaktor

- Laut einer groß angelegten schwedischen Studie erhöhte sich das Risiko, durch chronischen Cannabismissbrauch an einer Psychose zu erkranken, von 1 Prozent auf 6 Prozent[6].
- Laut Studie der Uni Köln hatten 90 Prozent von denjenigen, die Drogen missbrauchten und psychotische Symptome entwickelten, Cannabis konsumiert; fast 40 Prozent ausschließlich Cannabis[7].
- Anderen Studien zufolge genügen ein bis drei Jahre regelmäßigen, schweren Cannabismissbrauchs, bis sich die ersten psychotischen Symptome einstellen. Wird schwerer Missbrauch fortgesetzt, dauert es etwa zwei weitere Jahre, bis eine akute Psychose ausbricht[8]. Ein einziger Cannabisgebrauch löste in Einzelfällen psychotische Symptome aus[9], wobei die Betroffenen vorwiegend junge und unerfahrene Konsumenten waren, die sehr potentes Cannabis benutzt haben sollen – Umstände, die heute in Deutschland zutreffen: Die Konsumenten werden immer jünger, wobei allein *ein niedriges Konsumalter als Risikofaktor* gilt.[10] In hiesigen Drogenberatungen kommen immer wieder Fälle vor, in denen bereits einige Joints oder eine kleine Menge Haschisch dazu beigetragen haben, dass Jugendliche psychotische Symptome bekamen.[11] Auch werden zuweilen in Verbindung mit abruptem Cannabisentzug psychotische Symptome beobachtet.

- Männliches Geschlecht birgt laut Studie der Universität in Köln ein zusätzliches Risiko, denn mehr junge Männer als junge Frauen wurden wegen einer Cannabispsychose behandelt.[12] Da eine solche Störung geschlechtsbezogen sonst gleichmäßig auftritt, könnte die höhere Zahl männlicher Patienten damit zusammenhängen, dass junge Männer deutlich mehr Cannabis konsumieren als junge Frauen[13].
- Fachleute benutzen oft den Begriff *Vulnerabilität*, d.h. eine besondere seelische Verwundbarkeit als Risikofaktor. Weil Jugendliche im Alter von 14–18 Jahren oft besonders sensibel und noch nicht seelisch gefestigt sind, kann ein Laie eine solche Gefährdung nicht im Voraus erkennen. Darum kann jeder Jugendliche theoretisch von diesem Risiko betroffen sein.

Fast ausnahmslos sprechen Fachleute von einer Besorgnis erregenden Verbindung zwischen chronischem Cannabismissbrauch als Risikofaktor für die Entstehung von Psychosen. Als eindeutige Ursache für die Entstehung von Psychosen ist bisher noch kein Einzelfaktor wissenschaftlich nachgewiesen worden, nicht einmal genetische Faktoren. Es gibt eine ganze Reihe Risikofaktoren – chronischer Cannabismissbrauch ist einer von ihnen!

Wie äußert sich eine cannabisbedingte psychische Störung?

Jugendliche, die wegen schweren, chronischen Cannabismissbrauchs eine seelische Störung erleiden, sind durchschnittlich 20 Jahre alt.[14]

Erste Auffälligkeiten sind mit den Langzeitfolgen chronischen Cannabismissbrauchs praktisch identisch, wie z.B.:
- Antriebs- und Interesseverlust;
- Vernachlässigung von Interessen und Verpflichtungen;
- sozialer Rückzug und Wendung nach innen;
- Gedächtnisstörungen;
- Gefühlsarmut, emotionale Abstumpfung.[15]

Weitere Symptome können bereits über eine längere Periode aufgetreten sein, ohne dass sie aufgefallen wären, denn sie spielen sich innerlich ab. Betroffene sprechen nicht immer darüber, auch weil sie oft völlig ratlos sind, oder weil sie glauben, niemandem mehr vertrauen zu können. Solche Störungen haben z.B. folgende Symptome:
- Der Betroffene fühlt sich belächelt, beobachtet oder verfolgt.

- Er glaubt, dass andere über ihn tuscheln, hinter seinem Rücken schlecht über ihn reden.
- Er glaubt, dass speziell ihm geltende »Mitteilungen« oder geheime Botschaften z. B. durch Fernsehprogramme oder -werbung, Zeitungsartikel oder -reklamen übermittelt werden.
- Zufälle gewinnen eine besondere, nur dem Betroffenen geltende Bedeutung.
- Er verknüpft mit alltäglichen Zusammenhängen verzerrte oder »bedeutungsvolle« Assoziationen.
- Er glaubt Stimmen zu hören, die ihm Mitteilungen, geheime Botschaften, Befehle oder Beschimpfungen übermitteln.
- Er glaubt, Opfer eines Komplotts oder einer Verschwörung zu sein.
- Er glaubt, Schuld an Unglücksfällen, Kriegen oder anderen Katastrophen zu haben.
- Er glaubt, dass andere seine (schlechten) Gedanken lesen können.
- Er hat das Gefühl, dass seine Gedanken ungeordnet sind und »rasen«.

Diese teilweise peinlichen und quälenden Symptome können dazu führen, dass der Betroffene seinen Mitmenschen misstraut und sich deshalb aus der sozialen Gemeinschaft immer mehr zurückzieht.

Zu weiteren Symptomen zählen Illusionen, d. h. optische Täuschungen oder Halluzinationen, die allerdings bei Cannabiskonsumenten nicht immer vorkommen. Es variiert von Fall zu Fall, ob und wann die Symptome so intensiv werden, dass der Betroffene bereit ist, Hilfe anzunehmen.

Sollten Jugendliche, die regelmäßig kiffen, eines oder mehrere der o. g. Symptome bekommen, müssen sie aufhören, Cannabis zu konsumieren. Sollten die Symptome länger als ein paar Tage anhalten, müssen sich Betroffene fachärztlich beraten lassen: Diese Störungen sind mit Symptomen einer schizophrenen Psychose identisch!

Hilfe für Jugendliche bei solchen Symptomen

Wichtig ist eine möglichst früh zu beginnende fachärztliche (psychiatrische) Behandlung. Eltern können helfen, den Betroffenen von der Dringlichkeit einer medizinischen Behandlung zu überzeugen.

Der Umgang mit einem unter psychotischen Symptomen Leidenden kann sehr anstrengend sein und erfordert vor allem Liebe und Geduld. Denken Sie daran, dass der Betroffene unter den qualvollen

Symptomen leidet. Nicht böser Wille, sondern Angst und Verzweiflung bestimmen sein Verhalten. Bleiben Sie gelassen und ruhig, reden Sie mit wenigen Worten – langsam, deutlich, aber bestimmt, und er wird wieder Vertrauen fassen und sich beruhigen. Falls Sie Hilfe und Unterstützung brauchen, können Sie sich an eine psychiatrische Einrichtung oder an eine Angehörigenorganisation wenden.

Sollte Ihr Kind depressiv werden und über Selbstmord reden, sollten Sie solche Äußerungen unbedingt ernst nehmen. Wenden Sie sich dringend an eine fachkundige Beratung![16]

Wie lange kann eine solche Störung dauern?

Wie oben erwähnt, können psychotische Symptome von kurzer Dauer sein und von allein abklingen, doch sie können, besonders wenn Cannabis immer weiter konsumiert wird und die Symptome unbehandelt bleiben, auch längere Zeit dauern und im schlimmsten Fall sogar chronisch werden.

Es können keine verlässlichen Prognosen darüber gemacht werden, wie lange sie anhalten werden, auch wenn sie »nur« drogeninduziert sind. Ab sechs Monaten Dauer unterscheiden Fachleute nicht mehr, ob der Erkrankung ein Drogenmissbrauch vorausging oder nicht.

Kann es zu Rückfällen kommen?

Viele Fachleute vertreten die Meinung, dass erneut aufgenommener Cannabisgebrauch unausweichlich zu einem Rückfall der psychotischen Symptome führt, auch wenn der Gebrauch scheinbar eine unmittelbare Erleichterung bewirken mag. Auf jeden Fall sind die Personen, die schon einmal solche Symptome entwickelt haben, äußerst gefährdet, durch Cannabiskonsum diese Symptome erneut zu bekommen, und sollten unbedingt von weiterem Konsum absehen.[17]

Jedes Körperorgan wird in Mitleidenschaft gezogen, wenn es eine längere Zeit über Gebühr beansprucht wird. Die Natur bestraft jeden Exzess: Wenn wir uns sportlich überanstrengen, bekommen wir einen Tennisarm oder einen Bänderriss; eine zu fetthaltige, einseitige Ernährung führt zu Kreislauf- oder Magenbeschwerden; übermäßiger Alkoholkonsum beschert eine kranke Leber; Rauchen beschädigt die Lunge. Dabei geht es um die individuelle Widerstandsfähigkeit:

Der eine kann mehr vertragen als der andere. Dennoch, eine Überforderung kann jedes Organ potenziell krank machen, wenn sie nur lange genug fortgesetzt wird. Warum sollte ausgerechnet ein so empfindliches Organ wie das Gehirn eine Ausnahme sein! Ich könnte mir vorstellen, dass der Stoffwechsel der Botenstoffe im Gehirn eine langfristige, regelmäßige Manipulation mit einem derart raffinierten psychoaktiven Wirkstoff wie dem THC nicht unbeschadet überstehen kann. Und es leuchtet mir ein, dass die noch in einer Reifungsphase befindlichen Jugendlichen stärker gefährdet sind als Erwachsene, denn das Gehirn ist erst ab etwa 17 Jahren völlig ausgereift. Da junge Leute Phasen besonderer emotionaler Sensibilität und auch Labilität als normalen Reifungsprozess durchmachen können, kann keiner voraussagen, wen das Risiko betrifft und wen nicht.

Psychische Erkrankungen gehören zu den letzten Krankheiten, denen wir heute noch mit Vorurteilen und Angst begegnen. Es fällt uns schwer, davon Betroffene völlig neutral als Kranke zu betrachten.

Wenn wir miterleben, wie unser Kind, das wir lieben, an einem psychischen Leiden erkrankt, sei es eine Abhängigkeit oder eine andere seelische Störung, müssen wir bei uns selbst anfangen, unsere persönliche Einstellung zu diesen Krankheiten kritisch zu betrachten.

Psychische Erkrankungen sind keine exotische Seltenheit, sondern gehören zu den Volkskrankheiten. Nur weil darüber nicht geredet wird, wissen wir oft nicht, dass sie genauso oft vorkommen wie z. B. Diabetes. Mit einem offenen und vorurteilslosen Umgang tragen wir dazu bei, dass auch Nichtbetroffene lernen, mit psychisch Kranken so umzugehen, wie es ihnen gebührt: mitfühlend und geduldig – wie mit anderen Kranken auch.

Herbst 1998: Krissy dreht allmählich durch …

Heute denke ich, dass sich Krissy in die esoterische und religiöse Lektüre vertiefte, um nach einem Sinn in den Wahnvorstellungen und Weltuntergangs-Szenarien zu suchen, unter denen sie schon damals litt – von denen sie allerdings erst mehrere Monate danach, als sie schon lange clean war, erzählte.

Am 11. November 1998 brach Krissy ihren Schulbesuch ab.

Zu jener Zeit litt sie bereits unter Höllenqualen: Sie hatte Angst, in ihrem kahlen Zimmer, aus dem sie alle dekorativen Gegenstände entfernt hatte, allein zu schlafen. Sie schlief deshalb kaum, ständig brannte in ihrem Zimmer Licht. Nur selten gab es »gute« Tage, an denen wir abends gemeinsam Spiele spielten oder bis in die Nacht hinein über ihre Probleme sprachen.

Sie hasste ihren Vater, sie hasste ihre Schwester – weil sie sich einbildete, dass ihre Gesten feindselige »Mitteilungen« offenbarten.

Krissy ging jeden Tag joggen. Sonst ging sie nie aus dem Haus, nur noch zu ihrer Therapeutin.

Eines schönen Morgens im Dezember wollte Krissy nicht mehr aus ihrem Bad herauskommen. Ich fragte, was los sei, und sie sagte, dass sie sich nicht hinaustraue, sich niemandem zeigen wolle. Ich beruhigte sie, redete auf sie ein, und schließlich kam sie heraus. Sie hatte einen grauen Kapuzen-Sweatshirt an, die Kapuze hatte sie tief über den Kopf gezogen. Ich fragte, warum sie im Haus die Kapuze anhatte. Sie zog die Kapuze herunter: Sie hatte in der Nacht ihre schönen langen Haare abgeschnitten, sah aus wie ein gerupftes Huhn. Die winzigen Stoppeln waren unterschiedlich lang. Es sah grausam aus. Wir mussten ihren Kopf kahl scheren. Nun behielt sie die Kapuze ständig auf, auch im Haus.

Ende Februar 1999 war Krissy fast vier Monate zu Hause. Ich bemühte mich, ihr Vertrauen zu stärken, um mir einen Zugang zu ihr zu bewahren. Wochen lang lag Krissy regungslos im Bett, umrahmt von weißen Kerzen, die Tag und Nacht brannten. Sie sprach mit niemandem. Sie weigerte sich zu essen und nahm viel zu wenig Flüssigkeit zu sich – so wollte sie die eingebildete Spinne in ihrem Kopf austrocknen.

Dass die Spinnen sie schon seit Monaten verfolgten, wusste ich nicht, das erfuhr ich erst viel später. Sie war über den Sommer 1998 viele Wochen clean gewesen. Im Herbst fing sie dann wieder an zu kiffen. Zu der Zeit traf sie Ken, mit dem sie kurz befreundet war. Mit Ken hatte sie einen extrastarken Joint geraucht, und der Rausch hatte die Spinnen zurückgelassen. Manchmal schrie sie deshalb wie am Spieß. Ich hatte keine Ahnung, was mit ihr los war.

Immer wieder wurden wir von der Therapeutin vertröstet: Bei Cannabisentzug komme so etwas nun einmal vor. Wir wussten nicht, dass sie Medikamente gebraucht hätte. Wer sofort mit Medikamenten behandelt wird, wird solche Symptome schneller wieder los, sonst riskiert man, dass sich die Symptome einnisten.

Anfang März 1999 war Krissy so stark abgemagert, dass man die Knochen unter ihrer Haut sah. Wir waren völlig verzweifelt. Die Therapeuten nahmen es locker: Es sei eine Art Essstörung, komme bei Cannabisentzug öfters vor. Irgendwelche Botenstoffe im Hirn spielten ein bisschen verrückt. Halb so schlimm. Wird schon werden!

Wenn überhaupt, wollte Krissy nur noch flüssige Nahrung zu sich nehmen. Ich mischte heimlich Astronautenfutter in ihr Süppchen oder rührte mit Vitaminen angereichertes Eiweiß-Kraftgelee hinein, das ich aus der Apotheke holte.

Wir fragten Krissys Therapeutin immer wieder, ob es nicht notwendig sei, dass Krissy zum Arzt gehe. – »Nein, nein, ist nicht nötig, mit so etwas kennen wir uns aus.«

Eine Freundin, die sich mit seelischen Störungen auskennt, hat mich gedrängt, für Krissy sofort einen Termin bei einem Arzt zu machen. Daran hatte ich noch nicht gedacht, denn von Psychomedikamenten hatte ich nie etwas gehalten: Valium macht unruhig, von Appetitzüglern fühlt man sich wie ein gehetztes, gepeinigtes Tier; die »Happy-Pille« versetzt den Konsumenten in eine dunkle, albtraumhafte Wolke – das waren meine Erfahrungen. Vielleicht war es daher auch meine Schuld, dass ich so zögerlich war, Krissy vorzuschlagen, sich an einen Psychiater zu wenden, denn sie war ja schon in einer psychoanalytischen Therapie, und durch eine gute Therapie konnte ihr geholfen werden, davon war ich überzeugt. Doch was wusste ich von den innerlichen Qualen, die Krissy über sich ergehen lassen musste, nur weil wir von psychischen Symptomen keine Ahnung hatten?

Am 16. März 1999 nahm Krissy ihren ersten Termin bei ihrem Arzt, einem Psychiater, wahr. Sie verehrt ihn heute als ihren Lebensretter. Er hat ihr die Medikamente nicht einfach lieblos in die Hand gedrückt, sondern sie einfühlsam und sehr erfolgreich therapeutisch begleitet. Ich musste völlig umdenken. Ein weißer Fleck auf der Landkarte meiner Lebensorientierung wurde neu erschlossen: seelische Störungen. Ich kann niemanden mehr verstehen, der so ignorant ist, wie ich selbst vorher war. Insofern ergeht es mir ähnlich wie Krissy: Sie erkennt sich in ihrer Klassenkameradin Cora wieder und begreift nicht, dass es ihr einmal genauso erging. Sie verurteilt Cora jedoch nicht. Genauso sinnlos wäre es, den Leuten Vorwürfe zu machen, die so denken, wie ich selbst vor drei, vier Jahren. Es gibt nur eines, was ich tun kann: Ich kann über diese Probleme offen reden, wenn es jemanden interessiert, wenn es jemandem hilft, wenn ich ähnliche Erfahrungen mit jemandem teilen kann.

»Mein Vater weiß nichts davon!«

Kurt, 23, ist ein hochgewachsener, schlanker junger Mann. Er hat klare, dunkelblaue Augen und gewellte braune Haare. Er sieht sympathisch aus – ein junger Mann, der nicht nur intellektuell, sondern auch musisch wirkt. Ich mag ihn auf Anhieb, von seinen Freunden weiß ich, dass er ein »dufter Typ« ist: alles Andere als labil.

Kurt wuchs in einer Lehrerfamilie in einer Kleinstadt auf. Heute studiert er in Hamburg Informatik und Journalismus.

Kurt besucht mich zu Hause, bei Kaffee und Kuchen sitzen wir vor dem Kamin.

Wer bot dir das erste Mal Cannabis an?

- Das waren meine Schulkameraden, in der Oberstufe, in der elften Klasse. Ich war damals siebzehn. Von der Wirkung war ich sehr überrascht und angetan.

Wie kam es dazu, dass du immer mehr und öfter konsumiertest?

- Bei mir fing es recht langsam an. Zuerst war es nur bei Partys. Dann mit der Zeit wurde es allmählich etwas mehr, auch zum Teil Pausenkiffen, aber in den ersten Jahren doch recht unregelmäßig. Wenn sich halt eine Gelegenheit dazu bot.

Du wohntest in einer Kleinstadt. Wurde dort auch so viel gekifft wie hier in Hamburg?

- Ja, eigentlich doch. Ich kenne mich nur in meinem Freundeskreis aus, und da war es schon relativ weit verbreitet. Viele meiner Freunde waren auch schon vor mir dabei.

Wann und wie wurde eine Gewohnheit daraus?

- Es wurde immer ein bisschen mehr, besonders als ich wegen meines Studiums aus der Kleinstadt raus war. Da wurde das Angebot breiter. Es gibt Bars in Hamburg, wo sofort jemand kommt und etwas verkauft, wenn du dich hingesetzt hast. Diese Bars kennt man halt, und da gehen fast nur junge Leute rein. Man nimmt dann das Grass mit – im Lokal selbst wird nicht gekifft, denn der Geruch ist doch sehr stark, und die Polizei soll nicht herausbekommen, dass dort Cannabis verkauft wird. Die werden auch sporadisch von der Polizei geschlossen, aber wo einer dicht gemacht wird, wird ein neuer aufgemacht, und es spricht sich dann auch schnell rum. Es wird sehr viel Grass in den Bars verkauft, und das habe ich dann in der Wasserpfeife geraucht. Pur oder auch mit Tabak gemischt. Das Grass ist schon stark, die Wirkung ziemlich bewusstseinserweiternd.

Was gab dir der Rausch?

- Es ist schwer zu sagen. Ich fühlte mich besser damit. Man ist auch nach außen hin abgeschotteter gegenüber Problemen, man nimmt eine Egalhaltung an – vieles ist einem egal.

Wurde in deinem Freundeskreis auch viel gekifft?

- Ja, alle meine Freunde waren auch Kiffer. Man kann schon sagen, dass es eine Art Kult, ein besonderer Lebensstil war. Man traf sich, hat gemeinsam konsumiert, der eine hat über den anderen gelacht, denn alles war sehr lustig (im Rausch).

Hattest du noch Freunde, die clean sind?

- 80–90 Prozent meiner Freunde haben ebenfalls geraucht. Das Kiffen hat andere Freundschaften verdrängt.

Hast du die Risiken gekannt?

- Ich habe mir wenig Gedanken darüber gemacht, weil Zigarettenrauchen ja auch schädlich ist. Ich habe mir schon gesagt, dass irgendwann einmal der Punkt kommen muss, wo ich aufhören werde; ich dachte, es kann nicht ewig so gehen.

Hattest du jemals das Gefühl, dass du abhängig warst?

- Ich hatte nicht das Gefühl. Im Nachhinein muss ich mir selber eingestehen, dass es doch eine Abhängigkeit war. Ich habe auch Klausuren geschrieben, nachdem ich geraucht hatte, das lief alles ganz gut.

Hast du je darüber nachgedacht, dass du ein Problem hattest?

- Ich dachte nicht, dass ich ein Problem hatte. Das habe ich verdrängt.

Kamst du selbst auf die Idee, aufzuhören?

- Ich war vier Wochen in Urlaub auf Sri Lanka und während der Zeit clean. Dann habe ich psychotische Symptome bekommen, und nun ist das Thema für mich erledigt.

Du hättest also nicht aufgehört, wenn du diese Symptome nicht bekommen hättest?

- Wahrscheinlich nicht.

Wieviel hast du in den Spitzenzeiten gekifft?

- Jeden Tag. Angefangen habe ich schon morgens, und es ging dann praktisch über den ganzen Tag so weiter.

Hattest du negative Auswirkungen gespürt?

- Man fühlt sich ein bisschen müde davon, hat nicht die richtige Lust. Wenn meine Freundin spazierengehen wollte, sagte ich, nein, ich hätte keine Lust.

Ich habe auch bekifft Auto gefahren. Ich war gereizter als heute, habe mich viel mehr über andere Autofahrer aufgeregt.

Ich hatte Erinnerungsstörungen. Ich habe sehr viele Sachen vergessen: Termine oder wenn ich irgend etwas zu erledigen hatte. Dies habe ich so nicht in meinen Klausuren festgestellt, eher im Bereich des täglichen Lebens.

Ich hatte oft Husten, vermehrte Schleimbildung. Rote Augen hatte ich auch, aber es gibt ja Augentropfen.

Wie hat das Kiffen dein Leben beeinflusst?

- Mein Leben hat darunter gelitten, mein Studium, weil ich zu faul war, Bücher zu lesen.

Weil ich jeden Tag gekifft hatte, las ich meine Bücher auch bekifft, musste eine Seite oft zweimal lesen, weil ich es nicht sofort verstanden habe.

Als ich kiffte, habe ich mich mit meiner Freundin viel öfters gestritten. Alles in allem hat das Kiffen mein Leben sehr negativ beeinflusst.

Was glaubst du waren die Ursachen für deinen Missbrauch? Deine Eltern, bzw. die Erziehung?

- Ich denke nicht, dass es etwas mit den Eltern oder mit der Erziehung zu tun hat, sondern es hängt mit den Umständen zusammen. Sicher trage ich auch selbst Verantwortung.

Ich merke jetzt, wie die Leute in meinem Freundeskreis – und es sind alles intelligente Menschen – ihr Leben zerstören – ja, zerstören ist vielleicht zu hart ausgedrückt. Einige von ihnen kiffen von morgens bis abends, und das ist eine Art von Sucht, von der man zuerst wegkommen muss. Ich kann das den Leuten auch nicht erklären. Sie sehen zwar jetzt, dass ich eine Psychose bekam, aber es interessiert sie nicht, sie handeln nicht, sie schränken sich nicht ein. Ich fühle mich besser, seitdem ich nicht mehr rauche, aber es bedeutet auch eine Umstellung, jetzt neue Interessen zu entwickeln.

Wie haben deine Eltern reagiert?

- Mein Vater weiß nichts davon, er ist streng und sehr rechtschaffen, ein Lehrer. Meine Mutter war bestürzt, als sie davon hörte, doch sie hat versucht mir zu helfen, wo sie konnte. Nun ist es ja vorbei, und ich werde meinem Vater nichts davon erzählen. Meine Verwandten oder Freunde der Familie wissen auch nichts davon.

Wie fandest du den Weg heraus aus dem Missbrauch?

- Dadurch, dass ich, und meiner Meinung nach war es wegen des Entzugs, eine Psychose bekam, merkte ich, wie schlimm alles war, wie anders ich geworden war.

Welche Symptome hattest du bekommen?

- Ich hatte nach dem Cannabiskonsum manchmal das Gefühl, dass mich Leute beobachteten, dass viele Leute merkten, dass ich geraucht hatte. Sobald ich einen Raum betrat, bekam ich das Gefühl, alle wussten, dass ich bekifft war. Als ich dann clean war, wurde das Gefühl stärker, dass mich Leute beobachten. Ich hatte in meinem Kopf das Gefühl, dass dort ein Feuerwerk abgeht. Die Gedanken werden betäubt, solange man raucht, und wenn man nicht mehr raucht, spielen die Gedanken sozusagen verrückt. Ich hatte das Gefühl, dass Leute hinter mir herfahren. Ich dachte sogar, dass Leute aus den Wänden rauskommen und mich beobachten.

Wie gehst du heute mit dem Thema Cannabis um?

- Ich bin zweieinhalb Monate clean. Ich habe jetzt ganz aufgehört, denn ich möchte diese Psychose nicht wieder bekommen.

Wie schätzt du hätte sich dein Leben weiter entwickelt, wenn du nicht krank geworden wärest?

- Die Psychose war ein so einschneidendes Erlebnis, dass ich jetzt weiß, ich werde das nie mehr anfassen. Ich hatte mir schon vorgenommen, mit 30 aufzuhören, aber ob ich das dann auch geschafft hätte – ich glaube eher nicht. So kann man fast sagen, dass die Krankheit eine Art Rettung war, weil es doch eine sehr starke Sucht ist. Und so lange man dabei ist, will man sich nicht eingestehen, dass es eine Sucht ist.

Was würdest du den 12–14-Jährigen sagen?

- Die Finger davon lassen. Es ist viel zu früh und viel zu gefährlich.

  Ich habe viel zu viel geraucht. Es gibt vielleicht Leute, die kommen damit klar, und nur einmal im Monat rauchen. Bei mir wurde das Verlangen danach immer stärker.

  Früher war ich für eine Legalisierung. Heute denke ich anders darüber: Ich bin sicher, je breiter das Angebot ist, je freier Cannabis erhältlich ist, um so mehr wird konsumiert. Das Angebot darf nicht größer werden. Ich rauchte ja auch immer mehr, weil man Grass in Hamburg so leicht bekommt. In einer Kleinstadt war das noch anders: Wenn nichts da war, konnte nichts genommen werden.

12. Gesundheitliche Risiken

Und am Ende all unseres Forschens
werden wir ankommen,
von wo wir aufbrachen
Und uns auskennen vor Ort
zum ersten Mal.

T. S. Eliot: »Vier Quartette«

Die Erforschung eines jeden Gegenstandes
beginnt im Bereich des Aberglaubens.

B. F. Skinner: »Wissenschaft und menschliches Verhalten«

Einige Drogenexperten halten eine auf »Abschreckung« basierte Informationspolitik für unangemessen, wenig wirkungsvoll, ja, sogar kontraproduktiv. Aber die Frage ist, ob Informationen dadurch nicht unglaubwürdig werden, wenn die problematische Seite gänzlich ausgeklammert wird. Haben nicht auf Abschreckung begründete, schonungslose, nicht beschönigende Medienberichte über Konsequenzen der Heroinsucht dazu beigetragen, dass Heroinkonsum von der heutigen Jugend mehrheitlich geächtet wird? Man kann und darf Jugendliche über mögliche gravierende Konsequenzen des Missbrauchs nicht unaufgeklärt lassen. Wenn solche Informationen auch nicht allen helfen, bedeutet es nicht, dass sie generell nutzlos wären.[1]

Die folgenden Berichte stellen den letzten Stand der internationalen Cannabisforschung dar, die von namhaften Wissenschaftlern vorgenommen wurde. Die meisten Berichte sind in den Jahren 1991–2001 veröffentlicht worden. Ich führe sie an, um zu informieren, nicht um »abzuschrecken«.

Kurzzeitgedächtnis und kognitive Fähigkeiten

Mit den heutigen differenzierten ausgeklügelten Methoden konnte in zahlreichen internationalen Studien eindeutig nachgewiesen werden, dass Cannabis-Dauerkonsum das Kurzzeitgedächtnis nachhaltig beeinträchtigen kann.

Der amerikanische Wissenschaftler Richard H. Schwartz von der Georgetown University in Washington führte entsprechende Tests mit Probanden durch, die 24 Stunden am Tag unter Beobachtung standen. Es ging bei der Studie um das visuelle Gedächtnis, und zudem wurden Gedächtnistests gemacht, in denen die den Probanden vorgelesenen Begriffe von ihnen wiederholt werden sollten. Die Resultate zeigten eine statistisch signifikante Beeinträchtigung des Kurzzeitgedächtnisses, die noch sechs Wochen nach Abstinenz anhielt.[2]

In einer Befragung von 150 amerikanischen Universitätsstudenten, die häufig Cannabis konsumierten, gaben viele der Befragten an, Besorgnis erregende Beeinträchtigungen des Kurzzeitgedächtnisses beobachtet zu haben. 59 Prozent gaben an, die Rauschwirkung zwar zu genießen, bejahten aber eine wie folgt lautende Befragungsposition: »Während einer Unterhaltung ist meine Gedächtnisspanne etwas verkürzt, und es kommt vor, dass ich das Thema einer Diskussion schon vergessen habe, bevor die Unterhaltung zu Ende war.«[3]

Ähnliche Resultate sind laut den neuesten Forschungsergebnissen zu verzeichnen: Bei moderatem Cannabiskonsum wurde noch 72 Stunden nach Abstinenz eine Beeinträchtigung der Gedächtnisleistung und der Aufmerksamkeit festgestellt. Ein Vergleich zwischen 17-jährigen Cannabiskonsumenten und einer Kontrollgruppe ergab noch 27 Tage nach dem letzten Konsum eine Beeinträchtigung des Gedächtnisses und eine vermindert zügige Intelligenzleistung.[4]

Bei ihrem Therapieantritt gaben Hunderte von jugendlichen Cannabis-Dauerkonsumenten in Interviews an, sich große Sorgen darüber zu machen, dass die Gedächtnisstörungen, unter denen sie litten, permanent sein könnten. Nach ca. vierwöchiger Abstinenz gaben die meisten der Testpersonen an, wieder einen »klaren« Kopf zu haben und auch, dass sich ihr Gedächtnis nicht mehr so verschwommen fühlte wie vor dem Therapieantritt.[5]

Forscher berichten, dass chronischer Cannabismissbrauch Lernprozesse, Assoziationsvermögen sowie psychomotorische Leistungen erheblich beeinträchtigt. Andere Studien berichten von Schwächen beim Entwerfen von Konzepten, beim Lernen, in der Aufmerksamkeit und bei Erkennung von Signalen. Zudem wurden über veränderte Assoziationsvorgänge und Neigung zu ungewöhnlichen Denkverknüpfungen berichtet. Fachleute nehmen an, dass chronischer Cannabismissbrauch im Ganzen die intellektuelle Leistungsfähigkeit herabsetzt.[6]

Die entsprechenden Gebiete der hirninternen Beeinträchtigungen konnten inzwischen auch mit dem *PET-Verfahren* aufgezeichnet und lokalisiert werden. Dieses Monitoring zeigte, dass Cannabis un-

100

mittelbare sowie Langzeitveränderungen in den Funktionen gerade jener Hirnregionen verursacht, die zuständig sind für motorische Koordination, Aufmerksamkeit sowie Leistung von zielgerichteten und komplizierten Aufgaben.[7]

Herz und Kreislauf

In einem Cannabisrausch erhöht sich der Herzschlag im Ruhezustand auf 100–150 Schläge pro Minute. Um diese Herzleistung zu meistern, braucht das Herz zusätzlichen Sauerstoff, den es jedoch nicht bekommt, weil die Menge an Kohlenmonoxyd im Blut durch die Cannabiseinnahme erhöht wird. Diese Überstimulierung bzw. Überbeanspruchung des Herzmuskels kann für eine Person mit einer latenten Herzinsuffizienz gefährlich sein. Ein gesundes Herz kann durch chronischen Cannabiskonsum im Laufe der Zeit überbelastet werden, denn der Überstimulierung steht keine gleichzeitige Kräftigung oder ein Training des Herzmuskels entgegen. Auch Herzrhythmusstörungen wurden in Verbindung mit Cannabisgebrauch beobachtet.[8]

Eine im Jahr 2000 veröffentlichte amerikanische Studie von fast 4000 Infarktpatienten lieferte deutliche Hinweise darauf, dass bei Cannabiskonsumenten in der ersten Stunde nach Konsum das größte Risiko bestand, einen Herzinfarkt zu erleiden, wobei das Infarktrisiko 4,8mal höher war als während der Abstinenz. In der zweiten Stunde nach dem Cannabisgebrauch sank das Risiko laut der Studie auf Faktor 1,7.[9]

Lunge und Atemwege

Cannabinoide binden sich im Lungengewebe, wo sie sich bei chronischem Missbrauch wegen des langsamen Abbauprozesses ansammeln.

Beim Rauchen von Cannabis entstehen 50 verschiedene Typen wachsartiger Kohlenwasserstoffe, die den Teer des Joints bilden. Weiter entstehen 103 diverse Terpine, 12 Fettsäuren, 11 Steroide und 20 Stickstoffverbindungen.[10]

Eine Analyse der gas- und partikelförmigen Bestandteile im Vergleich zwischen einer Tabak- und einer Cannabiszigarette ergab, dass sich die Schadstoffwerte – ausgenommen von Nikotin und Cannabinoide/THC – stark ähneln, wobei ein Joint meistens die höheren

Schadstoffwerte aufweist: die Konzentration von stark krebserregenden Substanzen, wie z. B. Benzanthracen und Benzapyrene, übersteigt die in einer Tabakzigarette enthaltenen Mengen dieser Substanzen.[11]

Bei einem Vergleich zwischen einer Zigarette und einem Joint müssen weitere Faktoren berücksichtigt werden, wie z. B.: Welche Substanz ist giftiger und baut sich langsamer ab: Cannabinoide oder Nikotin? Welche gesundheitliche Rolle spielt die psychoaktive Wirkung? (Tabakrauchen kann nicht »high« machen.) Die Stückzahl der gerauchten Zigaretten ist zwar größer, aber Zigaretten sind meistens mit einem Filter ausgestattet, der Schadstoffe herausfiltert. Außerdem wird der Rauch eines Joints tief eingeatmet und so lange wie möglich in der Lunge gehalten, um maximale Rauschwirkung zu erzielen, und Haschischraucher drücken ihre Kippen nicht aus, sondern rauchen sie bis zum letzten Zug. In den Rauch-Utensilien können sich toxische Substanzen ansammeln. Da die meisten Konsumenten auch noch Zigaretten rauchen, potenziert sich die Wirkung.[12]

Forschungsergebnisse aus den Jahren 1995–1997 belegen, dass drei bis vier Joints pro Tag eine genau so schädigende Wirkung auf die Lungenschleimhäute ausüben wie mindestens 20 Tabakzigaretten.[13]

Schädigung der Lunge

Die folgenden Schädigungen werden seit den achtziger Jahren beobachtet und sind in vielen Studien bestätigt worden[14]:
- Bronchialreizungen und -entzündungen (»Pothusten«);
- Atemwegsverengungen mit erhöhter Reizempfindlichkeit, wie etwa bei Asthma;
- Abnahme der Fähigkeit der Lunge, sich von fremden Partikeln zu befreien.

Erhöhtes Krebsrisiko in den oberen Atemwegen

Während bösartige Tumore in den oberen Atemwegen sehr selten sind und meistens nur bei starken Alkohol- und Tabakkonsumenten erst im Durchschnittsalter von 60 Jahren vorkommen, wurde eine auffallende Anhäufung solcher Krankheitsfälle bei jungen Cannabisdauerkonsumenten festgestellt. *Sie erkrankten durchschnittlich 34 Jahre früher als bisher beobachtet: Der Jüngste war erst 19 Jahre alt!*

Professor Paul J. Donald von der University of California hatte während seiner beruflichen Praxis mit insgesamt 2700 Fällen dieser seltenen Krankheit Erfahrungen gesammelt. Eine derart große Abweichung in Bezug auf das Alter kam das erste Mal bei jungen Cannabiskonsumenten vor.[15]

Hormonelle Auswirkungen

In zahlreichen Studien hat die internationale Forschung eindeutig festgestellt, dass dauernder Cannabismissbrauch zu einer Verminderung des männlichen Testosteron-Spiegels führt. Das heißt, dass diejenigen, die zu oft und zu viel Cannabis gebrauchen, weniger männliche Hormone im Körper bilden als diejenigen, die »clean« sind. Der amerikanische Sexualforscher R. C. Kolodny und sein Kollege Sidney Cohen stellten bei jungen Cannabiskonsumenten, die ein halbes Jahr lang viermal wöchentlich Cannabis konsumierten, um bis zu 44 Prozent verminderte Testosteronwerte fest. Nachdem der Konsum eingestellt wurde, normalisierten sich die Werte.[16]

An der Columbia University, New York, wurden gesunde, junge Testpersonen im Alter zwischen 18 und 29 Jahren während neun bis zwölf Wochen 24 Stunden am Tag beobachtet, wobei sie jeden Tag große Mengen Marihuana konsumierten. Die Ergebnisse belegten, dass sich nicht nur die Anzahl der Spermien, sondern auch ihre Beweglichkeit reduzierte. Ebenso verminderte sich die Zahl der Spermien mit gesundem Aufbau und Gestalt. Diese Veränderungen setzten sich bei fast allen Probanden ein; nach Konsumbeendigung stabilisierten sich die Werte.[17]

In Großbritannien sind die Erkenntnisse in Bezug auf verminderte hormonelle Werte Bestandteil ärztlicher Beratung: Geht es z.B. um Impotenz, um niedrige Spermienwerte oder um die Frage der Fruchtbarkeit junger Männer, die eine Familie gründen wollen, wird nach Cannabiskonsum gefragt. Auch in Verbindung mit Gynaecomastia, d.h. Entwicklung weiblicher Brüste bei Männern, berücksichtigen Ärzte möglichen Cannabiskonsum. All diese Punkte finden hier in Deutschland in der ärztlicher Praxis bisher kaum Beachtung.[18]

Risiko bei Schwangerschaft

In der Fachliteratur wird mehrfach darüber berichtet, dass Cannabismissbrauch ovarielle Funktionen weiblicher Testpersonen beeinträchtigt, so dass die Produktion weiblicher Sexualhormone gemindert ist, was möglicherweise die Ovulation hemmt.[19]

Wie andere psychotrope Substanzen können auch Cannabis-Wirkstoffe die Plazenta passieren und in den Kreislauf des Fötus gelangen.

Eine Bostoner Studie stellte fest, dass das Geburtsgewicht von Babys, deren Mütter während der Schwangerschaft regelmäßig Cannabis konsumierten (anderer Drogengebrauch wurde anhand Urinkontrollen ausgeschlossen), deutlich geringer war als bei der Kontrollgruppe. Die Ergebnisse *belegten, dass Cannabis gebrauchende Mütter ein zu 50 Prozent höheres Risiko eingehen, ein Baby mit einem niedrigen Geburtsgewicht zu bekommen.*[20]

Cannabiskonsum während der Schwangerschaft erhöht stark das Risiko des Kindes, an Leukämie zu erkranken. (Es handelt sich hierbei um eine *akute nichtlymphozytische Leukämie,* eine sehr seltene Krankheit, die nur etwa fünf bis sechs Mal pro eine Million Einwohner vorkommt.) Dies belegt eine im gesamten amerikanischen Bundesgebiet sowie in Kanada von der *CCSG, The Cildren's Cancer Study Group* unternommene Studie von Forschern der Universitäten von Minnesota und von Südkalifornien.

Erwachsene, die durch Ionisierungsstrahlung, Lösungsmittel, Pestizide oder andere hochgradig krebserregende Substanzen kontaminiert wurden, tragen das größte Risiko, an dieser Art von Leukämie zu erkranken. Bei Kindern kommt sie sehr selten, in nur 15–20 Prozent der Krankheitsfälle vor, und zwar meistens in Verbindung mit vererblichen Faktoren, wie z. B. Down Syndrom oder Blutsyndrom.

Das Risiko von Kindern Cannabis konsumierender Mütter, an dieser seltenen Art von Leukämie zu erkranken, ist laut dieser Studie um das Zehnfache erhöht. Das Erkrankungsalter von nur 19 Monaten war deutlich niedriger als das durchschnittliche Erkrankungsalter von Kindern von sonst knapp acht Jahren.[21]

Zellteilung und Immunsystem

Über die Auswirkungen auf menschliche Zellen gibt es mittlerweile zahlreiche wissenschaftliche Abhandlungen. Die Forscher stellen fest, dass Cannabis die einzige von Menschen gewohnheitsmäßig konsumierte Droge ist, die den Zellteilungsprozess auf drastische Art und Weise beeinflusst.[22]

Studien haben ergeben, dass Cannabinoide viele wichtige Vorgänge in den menschlichen Zellen beeinträchtigen. So können Cannabinoide z. B. die Struktur der Zellmembran verändern. Als Folge dessen kann der Nährstofftransport durch die Zellmembran erschwert werden, wodurch die Teilung der Nukleinsäuren DNA und RNA, die die menschliche genetische Information enthalten, gehemmt werden kann.[23]

Durch die Auswirkungen auf die Zellteilung kann die Funktion des Immunsystems unterdrückt werden, so dass der Organismus gegen bakterielle oder Virusinfektionen sowie Pilzerkrankungen geschwächt reagieren kann.[24]

Über Cannabisforschung

Es gibt weltweit verhältnismäßig wenig, hier in Deutschland so gut wie keine Forschung über physische Folgen längeren Cannabismissbrauchs. Das mag damit zusammenhängen, dass Cannabis Hunderte von Wirkstoffen enthält, und sich die Forschung deshalb schwieriger gestaltet als bei anderen Rauschmitteln, die nur einen einzigen Wirkstoff besitzen. Zudem ist die Forschung teuer, denn mögliche Schädigungen treten meistens erst nach einer längeren Konsumperiode auf und können nur in aufwendigen Langzeitstudien erforscht werden.

Ein in so jungen Jahren wie heute angefangener Cannabismissbrauch ist ein völlig neues Phänomen, kann mit dem Konsum durch Erwachsene, die nur relativ selten Cannabis missbrauchen, nicht verglichen werden. Anfang der neunziger Jahre eroberte Cannabis die Schulhöfe, und oft erst 14-Jährige fingen an, sogar täglich zu kiffen. Aus diesem Konsum erwachsen Risiken, denen durch die bisherige Forschung nicht genügend Rechnung getragen wird.

Wissenschaftler sprechen im Zusammenhang mit den Forschungsergebnissen über »beunruhigende« Erkenntnisse, die »das Niveau eines Verdachts übersteigen«. Bis sie »bewiesen« werden können, können noch Jahre bis Jahrzehnte vergehen, und bis dahin sollten wir die Hinweise ernst nehmen!

Es geht um die Gesundheit unserer Kinder, doch bisher hat niemand einen Medienfeldzug unternommen, um die alarmierenden Ergebnisse der Cannabis-Forschung bekannt zu machen, und erstaunlicherweise finden meistens nur »positive« oder beruhigende Berichte über Cannabis ihren Weg in die Massenmedien.

TIPPS FÜR BESORGTE ELTERN

1. Kiffer-Legenden entkräften

Es gibt zwei Wege, Menschen zum Nachdenken zu bringen:
Der eine ist, zu schreien – was selten willkommen ist –,
der andere ist, eine verborgene Wahrheit so zu bringen,
als spräche man über die selbstverständlichste Sache der Welt.

Seine Methode, Irrtum aufzudecken lag selten daran,
den Menschen zu zeigen, dass sie sich irrten,
sondern er zeigte ihnen, dass etwas anderes richtig ist.

Der Eingeweihte[1]

Es ist wichtig, dass sich Eltern fundiert informieren und sich um eine adäquate Aufklärung ihrer Kinder rechtzeitig kümmern. Solange Jugendliche Cannabis noch nicht probiert haben und in ihrem Freundeskreis nicht gekifft wird, können Eltern auf die Meinungsbildung leichter Einfluss nehmen. Sie müssen mit der Aufklärung zuvorkommen, einen Wissensvorsprung haben, denn nachdem die bagatellisierenden Informationen über Cannabis Jugendliche erreicht haben oder sie schon womöglich in ungesunden Konsummustern verstrickt sind, wird man nur noch schwer an sie herankommen. Benutzen Sie die Gelegenheit, Ihr Kind rechtzeitig zu informieren, um eine solche Entwicklung möglichst von vornherein zu verhindern! Sie können Ihre Kinder heute gar nicht früh genug aufklären – mit elf oder zwölf ist es die allerhöchste Zeit!

Drogenexperten weisen darauf hin, dass viele Eltern den Fehler machen, eine extreme Position zu beziehen: Sie glauben, dass jeder Kontakt mit Cannabis zwangsläufig in schwere Drogensucht führen würde. Andere dagegen sind sich keines Risikos bewusst, denken, dass ihre Kinder unbesorgt kiffen könnten. Die eine Haltung ist genau so unrealistisch wie die andere: Versuchen Sie, den goldenen Mittelweg zu finden, und vor allem stellen Sie mit Ihrem/r Partner/in über die Frage Einigkeit her, damit Sie in dieser Frage die gleiche Linie vertreten!

Führen Sie eine allgemeine Unterhaltung, versuchen Sie nicht, Ihr

Kind zu verdächtigen, zu verhören, anzugreifen oder Haschisch generell zu verteufeln. Wenn Sie sich aufregen, wirken Sie unglaubwürdig und »ignorant«.

Im Folgenden möchte ich mir bekannte Argumente von Kiffern präsentieren und darauf aus meiner heutigen Erfahrung antworten:

1) Pro: *Haschisch/Grass/Marihuana ist ein Naturprodukt und deshalb »gut«.*

Kontra: Fliegenpilze und Schlangengift sind auch Naturprodukte, aber nicht »gut«, jedenfalls nicht für den Menschen.

Da Cannabisprodukte illegal sind und daher nicht kontrolliert werden, können sie ekelhafte Verunreinigungen enthalten. Haschisch wird oft aus Profitgier gestreckt, um Gewinne zu steigern oder minderwertige Qualität aufzuwerten. Als Streckmittel können Kerzenwachs, Hennapulver oder Zedernharz benutzt werden. Enthält schlechtes Haschisch zu wenig Harz, werden oft klebrige Substanzen, d. h. Bindemittel beigemischt, damit es nicht auseinanderfällt. Terpentin kann untermengt werden, um den Geschmack zu verbessern. Kontaminierung durch Holzasche, Staub, Dreck, Menschen-, Hausund Nagetierhaare kommt ebenfalls vor. In marokkanischem Haschisch wurden Distelwolle, Textilfasern und Pilzsporen gefunden, im indischen Haschisch sogar Kuhdung.[2]

Auf einer britischen Chatseite beklagen sich Kiffer, dass dort mit Industriechemikalien und Vinyl gestrecktes Haschisch verkauft wird.

Cannabispflanzen werden gekreuzt, um immer stärkere Sorten mit immer höherem THC-Gehalt zu züchten. Die holländische Sorte »Super Skunk« wird in riesigen Gewächshäusern unter starker Kunstbeleuchtung angebaut – die Pflanzen bekommen keinen einzigen Sonnenstrahl, werden durch Genmanipulationen immer potenter gemacht, um die Wirkung zu steigern, wobei sich die Risiken entsprechend erhöhen.[3] Solche geklonten Turbozüchtungen sind bei weitem keine Naturprodukte mehr.

2) Pro: *Hanf ist eine alte und gute Kulturpflanze, ein Kulturgut.*

Kontra: Das stimmt für die wirkstoffarme Nutzpflanze, deren Anbau heute leider nicht mehr gefördert wird. Du kannst dir gern Hanfpapier kaufen, ich habe nichts dagegen.

Als Rauschmittel wurde Haschisch früher in einigen Ländern streng kontrolliert und bei besonderen Anlässen gebraucht. In keinem Land wurde es von der Mehrheit der Bevölkerung benutzt, sondern nur von einer kleinen Gruppe, z. B. von Schamanen, in religiösen Ritualen – niemals durften ihn Jugendliche zu sich nehmen.

In Indien wird sehr schwacher Cannabis, »Ganja«, vorwiegend von der armen Landbevölkerung konsumiert, um das harte Leben erträglicher erscheinen zu lassen.

Gerade in den sogenannten »Haschisch-Ländern« wird Cannabisgebrauch streng geahndet, weil die negativen Auswirkungen dort hinlänglich bekannt sind. Ihnen sind Symptome wie z. B. Verfolgungswahn und auch die Cannabispsychose allgemein bekannt, man kennt sich damit bestens aus. In diesen Ländern weiß jedes Kind, dass zu viel Haschisch seelisch krank machen kann. Dass junge Leute hierzulande so sorglos mit diesem Rauschmittel umgehen, kommt zum Teil sicher davon, dass Cannabisgebrauch unserer Kultur nicht entspricht und Jugendliche deshalb über die Gefahren nicht Bescheid wissen.

3) Pro: *Haschisch/Grass ist keine Droge; oder: Kiffen macht nicht abhängig!*

Kontra: Haschisch ist ein Rauschmittel wie Alkohol. Manche Leute werden alkoholabhängig; die meisten Raucher sind nikotinsüchtig. Genauso kann auch Haschisch abhängig machen, und Jugendliche sind besonders gefährdet. Jeder sollte vorsichtig sein, denn niemand weiß im Voraus, wer abhängig wird und wer nicht. Wenn junge Leute regelmäßig kiffen, d. h. mehrmals pro Woche bis jeden Tag, können sie im Laufe der Zeit sehr ernsthafte Probleme davontragen. Die negativen Folgen entwickeln sich langsam und werden oft erst nach einer längeren Konsumdauer erkennbar. Zuerst werden sie kaum wahrgenommen, und Jugendliche selbst streiten eine Verbindung zu ihrem Cannabiskonsum ab, denn viele sind über die möglichen Folgen erst gar nicht richtig informiert. Später werden sie es oft nicht mehr schaffen, ohne fachliche Hilfe aufzuhören. Davon wirst du nichts hören, denn von den Problemfällen reden Kiffer nicht gerne!

4) Pro: *Haschisch ist absolut harmlos – Alkohol und Tabak sind viel gefährlicher.*

Kontra: Du hast Recht, Alkohol ist nicht harmlos, Alkoholmissbrauch kann sehr gefährlich sein – die Gesundheit ruinieren, das Leben zerstören. Gut, dass du das weißt! Dass Alkohol gefährlich ist bedeutet natürlich nicht, dass Haschisch umgekehrt ungefährlich sein muss. Allerdings kann ein solcher direkter Vergleich gar nicht angestellt werden, denn vorwiegend missbrauchen nur Jugendliche Cannabis. Alkoholmissbrauch kommt in allen Bevölkerungsschichten und allen Altersklassen vor. Auch sind die Folgen einer Alkoholabhängigkeit ganz anders als einer Cannabisabhängigkeit, können miteinander nicht direkt verglichen werden: Wie soll ein Leberschaden oder ein Herzinfarkt von älteren Menschen mit psychischen Problemen junger Leute verglichen werden? Übermäßiger Haschischgebrauch ist für junge Leute besonders riskant, da sie sich noch in einer Reifungsphase befinden – darüber sind sich alle seriösen Experten einig. Genau so gefährlich wäre es im Übrigen, wenn Jugendliche schon vormittags Bier oder Wein trinken würden, so wie manche Schüler heute in den Schulpausen kiffen. Einige würden mit Sicherheit abhängig und krank werden. Das tun junge Leute in der Regel nicht, auch weil sie wissen, dass das gefährlich sein kann.

Nach vielen Jahren können starke Raucher Lungenkrebs bekommen. Heute ist das eine allgemein bekannte Tatsache, die Jahrzehnte lang erfolgreich vertuscht wurde. Deshalb wollen die meisten jungen Erwachsenen auch irgendwann aufhören, Zigaretten zu rauchen.

Dass junge Leute wegen Cannabismissbrauch so große Probleme bekommen können, dass sie z. B. nicht mehr am Schulunterricht teilnehmen können, das Studium schleifen lassen und sogar psychische Störungen davontragen, ist jedoch kaum bekannt. Auch, weil Betroffene und ihre Familien darüber schweigen.

5) Pro: Es *gibt mehr Forschungsergebnisse, die die Harmlosigkeit von Haschisch belegen, als solche, die seine Gefährlichkeit beweisen.*

Kontra: Es gibt keine einzige seriöse Studie, die belegt, Haschisch wäre völlig harmlos. Die Leute, die die Gefahren herunterspielen, beziehen sich auf gelegentlichen Konsum Erwachsener und bestätigen, dass regelmäßiger Cannabismissbrauch zu erheblichen Problemen führen kann, besonders bei Jugendlichen. Dabei geht es vorwiegend um seelische Symptome auf Grund der Wirkung auf das Gehirn, ein bisher zu 95 Prozent unerforschtes Gebiet. Solange man nur deshalb etwas nicht beweisen kann, weil man noch nicht genug darüber versteht, ist es nicht richtig, zu behaupten, Forschungsergebnisse seien unzureichend, nur weil sie erst nur Hinweise liefern können.

6) Pro: *Hanf ist ein Heilmittel und wird als Schmerzmittel einge-setzt, sogar in der Krebstherapie, darum ist es »gut«.*

Kontra: Ja, in Ägypten wurde Haschisch früher als schmerz-stillendes Mittel z. B. bei Geburtswehen eingesetzt. Heute wird in Deutschland synthetisch hergestelltes und auch aus der Pflanze ge-wonnenes THC in der Schmerztherapie und in der Krebstherapie benutzt, um die bei Chemotherapie auftretende Übelkeit zu be-kämpfen und den Appetit anzuregen. Die entsprechenden Präparate fallen unter den Bestimmungen des Betäubungsmittelgesetzes, genauso wie das Morphium. Aus Morphium, das ein Bestandteil des Rohopiums ist, wird Heroin abgeleitet. Morphium ist ein viel wirk-sameres Schmerzmittel als THC, doch seine medizinische Nutzung würde kaum einen Heroinkonsum rechtfertigen. Das medizinisch eingesetzte THC ist sehr mild und kann in der vorgeschriebenen Do-sierung nicht high machen. Es ist doch zweierlei, mit einer Arznei kranken Menschen helfen zu wollen oder sich damit zum Spaß zu berauschen. Du brauchst doch keine Schmerz- oder Heilmittel, denn du bist gesund! Du hast einen guten Appetit und musst nicht zu-nehmen!

7) Pro: *Haschisch-Problem ist kein Drogenproblem, nur LSD oder Ecstasy können krank machen, und außerdem macht Haschisch doch gar nicht süchtig.*

Kontra: Es stimmt, LSD und Ecstasy können krank machen, und ich freue mich, dass du diese Gefahren realistisch einschätzt. Doch jetzt reden wir über Haschisch. Wenn du nicht glaubst, dass Ha-schisch abhängig macht, dann rede, bitte mit der Drogenberatung. Am besten lässt du dir einen Termin geben. Die Berater behandeln täglich Jugendliche, die durch Haschischkonsum Probleme bekom-men haben, weil sie abhängig geworden sind. Diese Fachleute kön-nen dir Auskunft geben.

8) Pro: W*enn Haschisch überhaupt süchtig macht, ist die Sucht doch nur psychisch und nicht so schlimm. Sogar Koffeinsucht ist schlimmer.*

Kontra: Laut neuesten Forschungsergebnissen kann auch Ha-schischmissbrauch bei einigen Leuten körperliche Entzugssympto-me wie z.B. Übelkeit, Erbrechen, Zittern, Schlaflosigkeit, Gereiztheit oder Aggression verursachen. Eine psychische, d. h. »im Kopf sitzen-de« Sucht kann sehr hartnäckig sein, ist schwer therapierbar, davon sind sich Fachleute einig. Viele Haschischabhängige schaffen es nicht, aufzuhören, sondern haben Rückfälle und können ihre Abhängigkeit manchmal erst nach vielen Jahren überwinden, denn es gibt keine »weiche« Sucht. Wenn man abhängig wird, macht es dem Betroffenen selbst keinen Unterschied, wie man seine Sucht nennt, psychisch oder physisch. Diese Benennung macht es nicht leichter, eine Abhängigkeit zu ertragen oder zu kontrollieren. Deshalb ist es so wichtig, diese Gefahr ernst zu nehmen, so dass es erst gar nicht so weit kommt.

Wenn ein starker Kaffeetrinker keinen Kaffee mehr trinkt, können Übelkeit und Kopfschmerzen auftreten. Aber kennst du einen jungen Menschen, der von Koffein so abhängig wurde, dass er nicht mehr zur Schule gehen konnte, Jahre lang therapiert oder sogar psychiatrisch behandelt werden musste – selbst wenn er jeden Tag viel Kaffee trinkt? Das genau kann jungen Leuten passieren, die ihren Haschischkonsum übertreiben.

9) Pro: *Nach Haschischkonsum bekommt man keinen Kater, was auch beweist, wie harmlos Haschisch ist.*

Kontra: Alkohol ist wasserlöslich und wird deshalb innerhalb von nur einigen Stunden aus dem Körper vollständig ausgeschieden. So müssen die Organe »Schwerstarbeit« leisten, was sich in unangenehmen Folgen wie Übelkeit und Kopfschmerzen äußern kann.

Weil Haschisch fettlöslich ist, binden sich seine Wirkstoffe in fetthaltigen Organen und lagern sich dort ab, bis sie erst in drei bis vier Wochen völlig ausgeschieden werden. Niemand weiß, wie stark der menschliche Organismus in Mitleidenschaft gezogen würde, müsste sich die Ausscheidung innerhalb von nur wenigen Stunden statt Wochen vollziehen.

Dass Haschisch keinen Kater verursacht, ist gerade das Tückische, denn die unangenehmen körperlichen Folgen tragen doch dazu bei, dass die meisten Leute auf regelmäßigen Alkoholkonsum verzichten.

10) Pro: *Durch eine Alkoholvergiftung kann man sterben, durch Cannabiseinnahme jedoch nicht. Das beweist, dass Cannabis harmlos ist!*

Kontra: Cannabiswirkstoffe werden nicht im Hirnstamm im untersten Teil des Gehirns gebunden, wo körperliche Ereignisse, wie z. B. Atmung und Kreislauf, aber auch Erbrechen reguliert werden. Man vermutet, dass unmittelbare körperliche Schädigungen deshalb ausbleiben.

Die negativen Auswirkungen von Cannabismissbrauch sind vorwiegend seelisch und entwickeln sich langsam. Für die Außenwelt sind sie kaum wahrnehmbar, doch auf den Betroffenen können sie eine verheerende, langwierige Wirkung ausüben. Auch wenn sie nicht tödlich sind!

11) Pro: *Es gibt viele Schüler, die jeden Tag kiffen und trotzdem Einser schreiben.*

Kontra: Kennst du so einen? Wer gute Leistungen erreichen will, muss hellwach und völlig konzentriert sein. Zu viel Haschisch macht schlapp und unkonzentriert, setzt das Kurzzeitgedächtnis herab. Vielleicht kifft der »Einserschreiber« ab und zu, aber sicher nicht jeden Tag. Und wenn er eines Tages Probleme bekommen sollte, wirst du nichts davon hören. »Haschisch-Freunde« reden nicht darüber, obwohl sie über solche Fälle ganz genau Bescheid wissen. Oft müssen Jugendliche, die Haschischprobleme bekommen, psychiatrisch behandelt werden, und du hörst nichts davon.

Cannabismissbrauch ist für Jugendliche sehr gefährlich, auch für einen, der Einser schreibt.

12) Pro: *Cannabis wurde z. B. in Indien und in anderen alten Kulturen zu religiösen Ritualen benutzt und ist ein »heiliges« Kraut.*

Kontra: Früher wurden auch hier in Europa giftige Kräuter und Pflanzen in heidnischen Ritualen benutzt, um die Teilnehmer in eine Trance zu versetzen, da man an göttliche oder magische Kräfte solcher Pflanzen noch glaubte. Solche Rituale wurden durch das Christentum verdrängt, denn nach der christlichen Tradition soll eine Kommunikation mit Gott, das Gebet, mit einem klaren Kopf und nicht im Drogenrausch stattfinden. Wir glauben nicht daran, dass eine Rauschwirkung, die pure Illusion ist, religiöse Gefühle oder echte Gefühle überhaupt fördern kann, sondern sie nur verzerren.

Die Hindus glauben an Reinheit des Körpers und der Seele. Drogengebrauch wird in der indischen Tradition strikt abgelehnt, denn es wird angenommen, dass wichtige Chakras, d. h. im menschlichen Körper befindliche Energiezentren, durch Drogeneinnahme verunreinigt werden. Tatsächlich glauben sie, dass jede Drogeneinnahme, Cannabis mit eingeschlossen, die Zufuhr feinstofflicher Energien in die Chakras verhindert. Ayurveda verbietet ausdrücklich sowohl Alkohol- als auch Drogengebrauch.

Die Buddhisten glauben, dass die religiösen Kräfte des Menschen durch Meditation vertieft werden können, jedoch nicht durch Drogeneinnahme. Denn auch die Buddhisten legen großen Wert auf die Reinheit des Körpers und der Seele, weshalb sie auch meistens, wie auch viele Hindus, Vegetarier sind. Diejenigen, die Buddhisten sein wollen und dennoch Cannabiskonsum propagieren, haben die buddhistischen Lehren falsch verstanden.

Die alten Kulturvölker, die Rauschdrogen in religiösen Ritualen einsetzten, lebten in sehr engen Gemeinschaften zusammen. Ältere und erfahrene Mitglieder der Gemeinschaft entschieden über das gemeinsame Leben und kontrollierten dies streng. Der Gebrauch von Rauschmitteln erfolgte nach festen Regeln, wurde strikt überwacht. Kinder oder Heranwachsende hatten keinen Zugang zu solchen Substanzen.

13) Pro: *Marihuana ist bewusstseinserweiternd, das Rauschmittel der Künstler. Es fördert die Kreativität!*

Kontra: Das sagt man auch über LSD, aber du weißt doch, dass es eine sehr gefährliche Droge ist. Viele große Künstler waren und sind alkoholabhängig, was auch keine Empfehlung ist.

Was im Haschischrausch als Kreativität erscheint, ist eine Täuschung und hat mit einer natürlichen schöpferischen Begabung nichts zu tun. Was wie eine Bewusstseinserweiterung vorkommt, ist in Wirlichkeit eine Bewusstseinstrübung, eine durch toxische, d.h. giftige Manipulation hervorgerufene Verzerrung der natürlichen Sinneswahrnehmungen.

14) Pro: *Wenn Haschisch eine Einstiegsdroge ist, dann ist die Muttermilch die allererste Einstiegsdroge!*

Kontra: Diesen Spruch mögen manche Leute lustig finden, doch er ist nichts als eine Floskel. Leute, die so etwas behaupten, verunglimpfen Themen wie »Drogen und Jugendliche« oder »Missbrauch und Sucht« und wollen sich damit nicht ernsthaft auseinandersetzen.

Es gibt kaum Leute – auch wenn sie Tabak rauchen und Alkohol trinken –, die LSD, Ecstasy oder Kokain probieren würden, ohne dass sie jemals vorher Cannabis probiert hätten! Dies passiert also nicht direkt über Alkohol oder Tabak, sondern über Cannabis. Was nicht bedeutet, dass Alkohol und Tabak harmlos sind, im Gegenteil, aber jetzt reden wir über Cannabis.

15) Pro: *Der Mensch besitzt natürliche Rezeptoren, die genauso sind*

wie THC. Diese Rezeptoren haben keine andere Aufgabe, außer Cannabis-Wirkstoffe zu empfangen. Sie heißen »Anandamid«. Das ist Sanskrit und heißt »glückselig«. Das beweist, dass die Cannabis-Wirkung ein völlig natürlicher Vorgang ist.

Kontra: Alle Rauschmittel besitzen körpereigene Rezeptoren, an denen sie sich binden, nicht nur Cannabis, sondern auch Alkohol, Heroin, Kokain und alle anderen Rauschdrogen, sonst hätten sie doch gar keine Wirkung. So müsste Rauschgiftgebrauch generell »natürlich« sein. Dass die THC-Rezeptoren zufällig einen klangvollen Namen haben, hat nichts zu bedeuten. Im Übrigen wurden die Anandamine das erste Mal von Forschern im Schweinehirn entdeckt.

Die oben aufgeführten Argumente sind keine Patentrezepte: Bei einer Diskussion mit Jugendlichen geht es um mehr als um bloße Fakten. Versuchen Sie bei der Aufklärung nicht zu belehrend zu wirken, respektieren Sie die Meinung Ihres Kindes, auch wenn Sie sie nicht teilen sollten. Freuen Sie sich darüber, dass er/sie mit Ihnen über das Thema offen redet.

Sollten Sie den kleinsten Hinweis darauf spüren, dass Ihr Kind von bagatellisierenden Pro-Haschisch-Informationen beeinflusst wurde, möchte ich Ihnen dringend empfehlen, einen Termin bei einer kompetenten Drogenberatung zu vereinbaren. Es ist wichtig, dass Sie sich davon überzeugen, dass die Mitarbeiter der Beratungsstelle über Cannabisrisiken richtig informiert sind und sie nicht herunterspielen. Klären Sie vorher ab, dass sich die Beratung mit Cannabisabhängigen und nicht nur mit Konsumenten harter Drogen beschäftigt. Sagen Sie Ihrem Kind, dass es sich um *ein unverbindliches* Beratungsgespräch handelt!

Es ist wohl unrealistisch zu glauben, dass wir Jugendliche ganz abhalten könnten, mit Cannabis zu experimentieren. Durch richtige Aufklärung können wir wenigstens Einfluss darauf nehmen, dass sie dies nicht ohne jegliches Risikobewusstsein tun.

2. Bleiben Sie konsequent

Während der Pubertät ist es normal, dass Kinder ihre Eltern provozieren, ihre Grenzen testen wollen. Gerade heute scheint es mir, dass wir uns schwer tun, dies zu akzeptieren – bei aller Liberalität. Oder gerade deswegen? Dass wir uns in unserer Jugend gegen die ältere Generation auflehnten, rebellisch waren, war aus unserer Sicht leicht zu verstehen, wurden wir doch von unseren oft strengen Eltern »unterdrückt«; die ältere Generation wirkte auf uns spießig und »alt«. Heute können wir selbst kaum verstehen, warum Jugendliche dies noch nötig haben sollten, sind doch viele Eltern ihren Kindern gegenüber verständnisvoll, tolerant und offen. Es ist jedoch eine wichtige Lebensaufgabe jeder Generation, die Welt neu zu entdecken, ihre eigenen Wertvorstellungen zu kreieren und ihren eigenen Weg in die Selbstständigkeit zu bahnen. Dies hat mit dem Verhalten der Eltern wenig zu tun.

In dieser Entwicklungsphase wollen Jugendliche unbedingt ernst genommen werden, als Individuen respektiert, und nicht wie Kleinkinder behandelt werden. Ohne Konflikte mit Eltern ist diese Phase selten zu meistern, um so mehr, wenn es sich um aufgeweckte und selbstbewusste Jugendliche handelt. Wir Eltern sollten beherzigen, dass es um eine wenn auch schwierige, doch positive und lebensnotwendige Phase im Leben eines jeden jungen Menschen geht. Leider gehören auch Drogenexperimente heute zu den Erlebnissen, mit denen sich Jugendliche abgrenzen wollen.

Den Eltern, die liberal, verständnisvoll und kameradschaftlich sind, möchte ich empfehlen, im Folgenden darüber nachzudenken, *konsequent zu bleiben und genaue Grenzen zu setzen, bis ihre Kinder wirklich reif genug sind*:

- Festigen Sie den Zusammenhalt der Familie! In der Vorpubertät und in der Pubertät wird Ihr Kind wahrscheinlich versuchen, möglichst früh auszuscheren, sich lieber mit seinen Freunden zu treffen als sich an Familienessen, Ausflügen oder Ferienreisen zu beteiligen. Lassen Sie dies möglichst nicht zu, laden Sie die Freunde mit ein!
- Unternehmen Sie so viel wie möglich mit Ihren Kindern zusammen, sei es eine Radtour, ein Spaziergang, der Besuch einer Kunstausstellung oder eines Fußballspiels, Kino, Konzert usw.
- Fördern Sie Hobbys, wie z. B. Sport, Musik usw. Lassen Sie Ihr Kind nicht nur vor dem Computer (oder schlimmer noch, vor dem Fernsehgerät) sitzen.
- Nehmen Sie so lange wie möglich Einfluss auf die Freundschaften

Ihrer Kinder. Lernen Sie die Eltern kennen, tauschen Sie sich aus!

- Das Alter, in dem Sie Kindern erlauben, in die Diskos zu gehen und bis in die Morgenstuden weg zu bleiben, sollte so lange wie möglich hinausgezögert werden.
- Erlauben Sie nicht, dass Minderjährige an langen Wochenenden, während Kurzreisen oder Urlaub der Eltern zu Hause oder bei Freunden ohne Aufsicht bleiben dürfen, auch nicht, wenn volljährige Geschwister anwesend sind, es sei denn, sie sind alt genug und sehr zuverlässig. Sprechen Sie sich mit den Eltern der Freunde Ihrer Kinder ab!
- Reden Sie mit den Eltern der Klassenkameraden, holen Sie das Thema Cannabiskonsum aus dem Dunkeln ins Tageslicht!
- Sprechen Sie über das Thema in der Schule, z. B. an Elternabenden. Sollten Sie hören, dass in der Schule gekifft wird, sprechen Sie das Thema offen an! Fragen Sie, was die Schule unternimmt, um das Problem zu lösen.
- Wenn in der Schule oder in der unmittelbaren Nähe gedealt wird, schlagen Sie vor, dass die Polizei und die Suchtprävention eingeschaltet werden, die dann gemeinsam mit der Schulleitung die notwendigen Maßnahmen Schritt für Schritt abstimmen können.

Legale Drogen

Um frühem Cannabiskonsum vorzubeugen, empfehlen Fachleute, dass das Alter, in dem Jugendliche anfangen, *Alkohol* und *Tabak* zu konsumieren, möglichst lange hinausgezögert werden sollte. Dies ist ein wichtiger Ansatz, denn Nichtraucher fangen viel seltener an, mit Cannabis zu experimentieren, als Jugendliche, die rauchen.

Manche Kinder reifen heute sehr früh heran, und viele Eltern kommen womöglich noch gar nicht auf die Idee, an Drogenprävention zu denken. Doch wer die Augen offen hält, kann beobachten, dass Kinder, die noch wie regelrechte Winzlinge aussehen, eine Zigarette im Mund haben, in einem Alter, in dem Kinder vor einigen Jahren mit Lego-Steinen oder Playmobil spielten und sicher noch nicht an Rauchen gedacht haben! Deshalb:

- Klären Sie Ihre Kinder in Bezug auf die legalen Drogen gründlich auf! Erklären Sie, dass Tabak stark süchtig macht.

- Seien Sie mit dem Verbot von Tabakrauchen sehr konsequent. Lassen Sie Ihre Kinder zu Hause auf keinen Fall rauchen!
- Weihen Sie Ihre Kinder zur gegebenen Zeit, aber nicht zu früh, in maßvollen Alkoholkonsum ein. Setzen Sie genaue Grenzen und erklären Sie, dass besonders Jugendliche mit Alkohol sehr vorsichtig umgehen müssen. Achten Sie darauf, dass Ihr Kind keine Mix-Getränke konsumiert, denn hier richtet sich die Werbung direkt an jugendliche Zielgruppen.
- Klären Sie Ihre Kinder über Folgen von Alkoholmissbrauch auf.
- Leben Sie maßvollen Alkoholkonsum vor. Sollten Sie selbst damit ein Problem haben, verdrängen Sie es nicht, gehen Sie damit ehrlich um! Reden Sie mit Ihren Kindern offen darüber! Versuchen Sie, Ihren eigenen Konsum zu mäßigen, wenn nötig, mit professioneller Hilfe.

Zu Hause kiffen?

- Jugendliche erzählen gern über die »vielen anderen«, die zu Hause kiffen dürfen. Solche Fälle gibt es, doch sie sind selten. Erlauben Sie Ihren Kindern niemals, zu Hause Haschisch oder Grass zu rauchen! Erstens ist es nach wie vor illegal; es ist ein großes Missverständnis, der Konsum sei legal (auch in den Niederlanden ist es nur im kontrollierten Rahmen für Volljährige *geduldet*). Zweitens wäre es ein Signal, dass Sie mit Cannabiskonsum einverstanden sind. Sollte Ihr Kind missbräuchliche Konsummuster entwickeln, wäre ein Verbot später kaum noch durchsetzbar. Überlegen Sie es sich ganz genau: Würden Sie auch andere verbotene Dinge erlauben, nur weil sie zu Hause stattfinden und weil Sie dann die Sache vermeintlich unter Kontrolle hätten?
- Biedern Sie sich nicht an, indem Sie mit Ihren Kindern zusammen einen Joint rauchen wollen. Wenn Sie in Ihrer Jugend nie Haschisch geraucht haben, werden Sie durch ein paar Joints die heutige Situation kaum nachempfinden können. Verlassen Sie sich auf Ihre Stärken und auf Ihre Lebenserfahrung. Ihren eigenen Kindern gegenüber müssen Sie durch solche fragwürdigen Mittel nichts beweisen. Ihre Kinder brauchen keinen gleichberechtigten Kumpel, sie brauchen starke, liebevolle Eltern!
Versuchen Sie, Ihrem Kind zu erklären, dass es »uncool« ist, alles mitzumachen, und dass gerade diejenigen, die selbstbewusst sind,

auch »Nein« sagen können. *Dass die Cleveren die Risiken kennen, sich nicht von Illusionen blenden lassen. Dass diejenigen, die »clean« sind, nicht spießig sind. Spießig ist jemand, der andere mit Etiketten versieht: Wenn Kiffer meinen, Nichtkonsumenten seien »spießig«, sind sie es selbst.*

Wie sinnvoll sind Kontrollen?

Während der Pubertät ist es wichtig, dass Jugendliche ihren eigenen privaten Raum ganz für sich haben und dass Erwachsene ihr Bedürfnis und auch ihr Recht auf Privatsphäre anerkennen und respektieren. Darum: Selbst wenn Sie einen Verdacht hegen, dass Ihr Kind gelegentlich Cannabis konsumiert, trägt es zur gegenseitigen Vertrauensbildung wenig bei, die Privatsphäre zu verletzen, indem Sie heimlich das Zimmer oder die Taschen kontrollieren. Als dauerhaftes Vorgehen ist dies nicht konstruktiv, würde nur eine verkrampfte »Ich muss es wissen«-Haltung stärken, und auch wenn Sie etwas finden sollten, könnten Sie damit wenig anfangen, ohne Ihr Gesicht zu verlieren. Außerdem werden solche Grenzüberschreitungen von Jugendlichen als äußerst kränkend empfunden, führen wahrscheinlich nur zu einer vehementen Trotzreaktion.

Sollten Ihnen jedoch per Zufall Haschischtütchen oder andere Utensilien auffallen, ist es meines Erachtens kein gutes Zeichen. Denn es kann darauf hindeuten, dass Ihre Tochter/Ihr Sohn schon regelmäßig konsumiert, sonst müsste er/sie solche Sachen nicht bei sich tragen oder zu Hause aufbewahren.

Sie sollten jedoch nicht überreagieren. Bleiben Sie gelassen und ruhig.

Es ist in diesem Fall *dringend notwendig,* dass Sie einen Termin bei einer kompetenten Drogenberatung organisieren, um Ihre Tochter/ Ihren Sohn von den in diesem Buch beschriebenen Risiken eines Cannabismissbrauchs zu überzeugen!

Wenn Ihre Tochter/Ihr Sohn bis zu 14–17 Jahre alt ist und Sie einen berechtigten Verdacht haben, dass sie/er regelmäßig Cannabis konsumiert, und er/sie dies stur leugnet, ist es Ihr gutes Recht, eine Haaranalyse (die allerdings nicht billig ist) oder eine Urinkontrolle durchführen zu lassen. Es wird Ihre Tochter/Ihren Sohn vielleicht sogar beeindrucken, dass Sie nicht tatenlos bleiben. Höchstwahrscheinlich wird Ihr Kind sogar erleichtert sein, dass die Wahrheit ins Licht kommt, denn nur wenige Jugendliche sind schon so früh so abgebrüht, dass es ihnen wenig ausmacht, Eltern ständig anzulügen. (Wenn Jugendliche erst einmal von Haschisch verführt sind, wird sich das völlig ändern.)

Sprechen Sie mit Ihrem Hausarzt oder kontaktieren Sie direkt ein Labor. Diese Maßnahme sollte jedoch einmalig sein und unbedingt mit einem kompetenten Beratungsgespräch gekoppelt werden! Regelmäßige Kontrollen – auch in einem Verdachtsfall – können zum Psychoterror ausarten und wären meiner Meinung nach nur in Verbindung mit einer fachlichen Beratung angemessen.

Bei Verdacht auf regelmäßigen Cannabiskonsum sofort und konsequent handeln!

Wenden Sie sich an eine Drogenberatung oder Drogenprävention und vereinbaren Sie einen Termin. Fragen Sie, ob Ihr Sohn/Ihre Tochter lieber mit einem Mann oder einer Frau sprechen möchte. Überzeugen Sie sich davon, dass der/die Berater/in:

- engagiert ist;
- mit Jugendlichen gut umgehen kann;
- sich mit Cannabis gut auskennt.

Seien Sie nicht zu liberal, zu gutgläubig oder gutmütig! Wenn Ihr Kind mit Jugendlichen verkehrt, die Cannabis konsumieren, kommen Sie damit nicht weit.

Wie hilflos ich war!

Ich hatte meine Töchter rechtzeitig über Drogen aufgeklärt. Leider warnte ich sie vor Haschisch nicht eindringlich genug, denn ich gehörte zu denen, die glaubten, Cannabis könne nicht abhängig machen. Obwohl ich gestand, dass auch ich in meiner Jugend eine Zeit lang Haschisch rauchte, fanden meine Töchter gleichwohl, dass das ganz was anderes gewesen sei, und hielten mich für völlig ignorant. Ich war eine von denen, die auf Grund der eigenen Erfahrungen die Sache eher locker sah: Die Leute, die Cannabis völlig ablehnen, hielt ich für altmodisch und spießig. Ich hatte ja keine Ahnung, dass sich die Zeiten völlig verändert hatten. Ich glaubte, Jugendliche würden heute noch mit Cannabis experimentieren, mehr nicht. Aber dass in fast jeder Klasse gekifft wird, war für mich unvorstellbar. Wenn man das weiß, muss man nicht spießig reagieren, man muss auch nicht Cannabis völlig verdammen, aber der gesunde Menschenverstand sagt bereits, dass das nicht gut sein kann!

Ich habe mir oft darüber Gedanken gemacht, was in unserem Familienleben so belastend hätte sein können, dass eines unserer Kinder ständig »high« sein musste, um es zu ertragen. Dabei dachte ich an die häufigen Umzüge, derentwegen unsere Töchter wiederholt aus ihrer vertrauten Umgebung, ihrem Freundeskreis und ihren gewohnten Hobbys herausgerissen wurden.

Während der Pubertät hatten sie irgendwann keine Lust mehr, in völlig neuen Gruppen ihre Hobbys wieder aufzunehmen oder neue anzufangen. Ich hätte stark insistieren, ja, sie fast zwingen müssen. Ich tat es nicht – auch, weil ich von der Expertenhäme über Mütter las, die die Hobbys der Kinder mit einem vollen Terminkalender »managen«, von einem Termin bis zum nächsten jagen, bis die armen Kleinen völlig erschöpft und überfordert sind. Zu dieser Sorte Mütter wollte ich auf keinen Fall gehören. Mein Credo lautete: Auch Jugendliche haben ein Recht auf eigenständige Freizeitgestaltung, selbst wenn es uns nicht immer behagt. Frauen, die wichtigtuerisch ihre Kinder hin und her chauffierten, fand ich schrecklich, ich nannte sie verächtlich »busy bees«: Sie wollten sich bloß auf Kosten der Kinder profilieren, bildete ich mir ein. – Heute denke ich anders darüber: Die Gefahr, dem Haschischkult zu verfallen, ist bei denjenigen sicher größer, die wenig Hobbys oder Interessen haben, denen sie leidenschaftlich nachgehen, denn dann kann das Kiffen viel leichter zum Lebensinhalt werden. – Irgendwann fingen Krissy und Julia dann an, in ein Fitness-Studio zu gehen. Krissy trieb jeden Tag Sport und kiffte trotzdem.

In Punkto Kleidung ließ ich meinen Töchtern freie Hand. Meine Überzeugung war, dass sie ein Recht auf schlechten Geschmack haben – ich dürfe ihnen meine Vorstellungen nicht aufzwingen, sonst würden sie von sich aus nicht lernen, ihren eigenen Geschmack zu entwickeln.

Obwohl wir in einer Gegend wohnen, wo man ausgeflippte Jugendliche kaum sieht, trugen meine Töchter oft recht schrille Sachen, und mir war es nicht unangenehm, im Gegenteil, denn ich fand es nicht gut, wenn junge Mädchen zu verwöhnten, markenbewussten Modepüppchen erzogen werden. Wenn sie jetzt keine Chance hätten, sich zu verwirklichen, würden sie es nachholen, dachte ich, und mit 25 womöglich noch als Punker gehen. Beide bevorzugten eine Zeit lang den Gruftie-Look, obwohl sie sonst mit der dunklen Szene nichts am Hut hatten, aber sie wollten

»schockieren«. Einmal erzählte mir Julia peinlich berührt, dass eine Oma in der S-Bahn aufstand und sich völlig erschrocken von ihr weg setzte. Danach mäßigte sie ihren Look ein wenig.

In Bezug auf den Freundeskreis ließ ich meine Töchter selbstverständlich auch gewähren. Die meisten Pädagogen sind ja gegen jede »Einmischung«, und auch ich befolgte diesen Rat. Mit Julia gab es keine Probleme, denn sie hatte Glück: Ihre beste Freundin war mit einem Franzosen befreundet, der strikt gegen Drogen war. So blieb es beim Experimentieren oder bei gelegentlichem Konsum. Krissy hatte weniger Glück. Eine bodenständige und weniger intellektuelle Freundin sagte mir einmal: »Schmeiß den Stephan raus, Krissy hat besseren Umgang verdient!« – Wie rückständig sie ist, dachte ich! Heute denke ich, dass sie Recht hatte, und ich würde ganz sicher versuchen, mehr Einfluss auf Krissys Freundschaften zu nehmen. Ich hatte ihre scheinbare Reife überschätzt, hätte ihr niemals so viel eigene Entscheidungsfreiheit geben dürfen.

Warum sollten (männliche) Experten besser wissen, wie Mütter entscheiden sollen, als die Mütter selbst! Der Mutterinstinkt ist eine natürliche Gabe, aber wir haben verlernt, darauf zu vertrauen, weil »Mode« und gegenwärtige Strömungen uns etwas anderes vorgaukeln.

Eltern haben Lebenserfahrung, können zwischen gutem und schlechtem Umgang unterscheiden. Diese Erfahrung dürfen wir uns von niemandem absprechen lassen – wozu sollte sie denn sonst gut sein, wenn nicht, um unsere Kinder zu schützen und ihnen zu helfen! Dass Jugendliche dies durch Eigenerfahrung lernen sollten, ist, so wie ich es heute sehe, eine Überforderung – oder falsch verstandene Liberalität!

Was mein Verhalten Krissy gegenüber betrifft, so machte ich viele Fehler. Was Krissy wahnsinnig aufregte, war meine Art, in ihr Zimmer hereinzuplatzen. Sie warf mir vor, dass ich schon beim Eintreten wie eine Hündin die Nase in die Luft streckte und schnüffelte, um Haschisch zu riechen. Das tat ich sicher ungewollt, denn den Geruch kenne ich ja, aber es gelang mir nie, einen verdächtigen Hauch aufzuspüren. Dass sie etwas zu verheimlichen hatte, sagte mir mein Gefühl – meine Tochter, das fremde Wesen: An ihr hing ein mysteriöser Schleier von dunklen Geheimnissen. Während Krissy in der Schule war, ging ich wie eine Detektivin zu Werke: wühlte in ihren Sachen, las in ihrem Tagebuch. Dass ich so tief sinke, so etwas Ehrloses tue, hätte ich nie für möglich gehalten, aber ich war verzweifelt, dachte, der Zweck heilige die Mittel. Ich wollte helfen, doch wie erbärmlich hilflos war ich selbst! Es war ein deprimierendes, doch zugleich auch ein aufregendes Gefühl; ich hatte ein Kribbeln im Bauch, aber gefunden habe ich nichts. Und wenn mir etwas eher per Zufall auffiel, redete sich Krissy sehr geschickt heraus.

Ende April wurde Krissy volljährig. Sie hatte sich auf den Tag sehr gefreut, wünschte sich einen besonderen Armreif als Geschenk. Ich hatte keine Lust, ihr ein wunderschönes Geburtstagsfest vorzubereiten – es wurde ein Geburtstag wie jeder andere, denn ich fand, dass ein Mensch, der nur noch »dumme …« beschimpft wird, keine Veranlassung dazu habe. So weit dürfe sich niemand erniedrigen lassen, selbst eine Mutter nicht. – Krissy war bitter enttäuscht. Später habe ich ihr erklärt, warum, und heute versteht sie es auch. Doch wenn ich die Zeit zurückdrehen könnte, würde ich ihr heute den schönsten Geburtstag schenken, egal wie sie sich benehmen würde. Vielleicht musste ich all dies durchmachen, um den Sinn darin zu verstehen.

3. Mein Kind kifft – Wie kann ich es erkennen?

> Man sieht, was man am besten aus sich sehen kann.
> C. G. Jung
> Der sieht genug, der seine dunkle Seite sieht.
> Lord Cherbourg

Sagen Sie nicht: »Mein Kind nicht!« Viele Eltern täuschen sich, wenn sie glauben, dass nette, wohl erzogene Jugendliche aus guten Familien prinzipiell keine Drogen nehmen. Ebenso ist es ein Trugschluss zu glauben, dass Cannabiskonsum ein Problem der Großstädte sei: Inzwischen ist die Versorgung auch in der Provinz perfekt organisiert.

Nichtraucher sind weniger gefährdet, Cannabis zu konsumieren – eine Garantie ist es nicht. Oft wissen Eltern nicht einmal, dass ihre Kinder rauchen. Die Mutter einer Klassenkameradin meiner Tochter meinte, dass sie völlig unbesorgt sein könne, denn ihre Tochter rauche nicht und würde deshalb auch kein Haschisch anrühren. Ein paar Wochen später sah ich das Mädchen mit einer Zigarette in der Hand, und von meinen Töchtern hörte ich, dass sie auch kiffte.

Auch unauffällige und völlig integrierte Jugendliche können gelegentlich Cannabis konsumieren.[1]

Probierkonsum wird von vielen Drogenexperten als Teil einer normalen Entwicklungsphase angesehen.

Jugendliche, die anfangen, immer öfter zu kiffen, sind sich ihrer missbräuchlichen Konsumentwicklung nicht bewusst – sie schlittern da ganz allmählich und fast unbemerkt hinein. Sie schätzen die Situation nicht realistisch ein, sind davon überzeugt, dass sie ihren Konsum im Griff haben. Sie glauben, dass es Eltern, die von Haschisch ihrer Meinung nach keine Ahnung haben, nichts angehe, und erwarten auch kein Verständnis von ihnen. Deshalb werden sie ihren Eltern die Häufigkeit ihres Cannabiskonsums nicht wahrheitsgemäß angeben, sondern stark untertreiben. Laut einer Studie sind Jugendliche nur selten bereit, über ihren Cannabiskonsum mit ihren Eltern zu reden: 32 Prozent der 15–17-Jährigen gaben an, sich ihren Freunden anzuvertrauen, 11 Prozent wollten mit ihren Geschwistern reden. Nur 2 Prozent der Befragten erklärten sich bereit, sich mit ihren Problemen an die Eltern zu wenden.[2] Von den gleichaltrigen Geschwistern werden Jugendliche meistens gedeckt: Es geht gegen ihren Ehrenkodex, sich gegenseitig zu verpetzen. Sollten die Geschwister dann auch noch selbst Cannabis konsumieren, sind sie womöglich von der Harmlosigkeit überzeugt oder wollen sich einfach den Spaß nicht verderben lassen.

Vergessen Sie nicht, dass sich die möglichen Auswirkungen sehr langsam zeigen. Haben Jugendliche den ersten Joint z.B. mit 14 geraucht und den Konsum langsam gesteigert, werden sich die ersten negativen Auswirkungen eventuell erst ab einem Alter zwischen 15 und 20 Jahren manifestieren, wie auch aktuelle statistische Daten belegen. Manchmal werden sich Betroffene erst nach jahrelanger Bagatellisierung eingestehen, dass sie ein Problem mit dem Cannabiskonsum haben. Dies wird oft noch als eine Niederlage erlebt, da viele andere scheinbar keine Schwierigkeiten mit Cannabis bekommen und ihnen auch von der Öffentlichkeit in der Regel kein Problembewusstsein vermittelt wird.[3]

Weil provokatives und nonkonformes Verhalten Teil natürlicher jugendlicher Reifung sein kann, ist es nicht einfach, daraus Verbindungen zum Haschischmissbrauch zu ziehen, und in der Tat: Genausogut könnten andere Ursachen, wie z.B. eine psychische Störung, zu den anfangs subtilen und erst allmählich auffallenden Verhaltensveränderungen geführt haben. Es kann allerdings auch eine nur vorübergehende Phase sein und muss nicht immer einen Besorgnis erregenden Grund haben. *Bitte versuchen Sie deshalb, die in diesem Kapitel besprochenen Punkte nüchtern und besonnen zu betrachten und keine übereilten Schlussfolgerungen zu ziehen.*

Man kann es ihm doch ansehen!

Viele Eltern sind der irrigen Annahme, dass man es Jugendlichen irgendwie ansehen könnte, dass sie Drogen konsumieren. Sie glauben vielleicht, dass Kiffer z. B. wie verlotterte Punker aussehen würden. Doch Gymnasiasten aus einem guten Elternhaus, Jungen und Mädchen, Studenten aus jeder Fachrichtung tun es genauso wie gepflegte Banklehrlinge.

Es gibt keine verlässlichen äußerlichen Anzeichen, woraus man unmittelbar auf Haschischkonsum schließen könnte. Die Drogenspezialisten der Kripo können laut eigenen Angaben keine eindeutigen Richtlinien dafür angeben. Normalerweise sind Jugendliche nicht mehr bekifft, wenn sie in der Nacht nach Hause kommen. Sie reden und bewegen sich normal und am nächsten Tag sind sie meistens fit, bekommen keinen Kater.

- Es kann schon sein, dass die *Pupillen erweitert* sind, doch wer kommt mitten in der Nacht auf die Idee, seinem Kind so intensiv in die Augen zu schauen, dass man etwas merken würde.
- Dass man von Haschisch *gerötete Augen* bekommen kann, wissen wenige Eltern, außerdem kann man sich mit empfindlichen Augen oder Augeninfektion leicht herausreden. (Manche Jugendliche bekämpfen die Röte mit Augentropfen.)
- Vielleicht stoßen Sie zufällig auf einige der auf S. 26 f. aufgezählten, *bei Cannabiskonsum benutzten Utensilien.* Sie finden z. B. kleine, mit Hanfblättern bedruckte Plastiktütchen, in denen Haschisch oder Grass verkauft oder aufbewahrt wird.
- Oder Ihre Tochter/Ihr Sohn hat eine Vorliebe für *Räucherstäbchen* entwickelt, womit sie/er möglicherweise den Haschischgeruch übertünchen will (jede Duftrichtung ist geeignet), wenn sie/er zu Hause konsumiert.

Wenn Sie solche Utensilien finden, muss dies nicht sofort bedeuten, dass Ihr Kind schon ein Drogenproblem hat, doch wenn Haschisch oder Grass zu Hause geraucht werden, kann das auf ein Problem hindeuten, denn erst im Zuge längeren, regelmäßigen Konsums fangen Jugendliche normalerweise an, auch allein zu konsumieren.

- Wenn Jugendliche ihren »grünen Daumen« entdecken und *Cannabis-Pflanzen anbauen*, signalisiert dies oft eine starke Hinwendung zum Haschisch-Kult. Das Ziehen von Cannabispflanzen ist illegal. Ich habe von Fällen gehört, in denen Eltern noch nicht einmal wussten, um welche Pflanzen es sich handelte, und sie haben sich über das gärtnerische Interesse ihres Sprößlings sehr gefreut.

Die ersten Warnzeichen werden von Eltern – aus Unwissenheit – vielleicht nicht richtig gedeutet. Sie setzen so schleichend ein, dass sie nur schwer wahrnehmbar sind. Überdies haben Betroffene für alle Veränderungen eine plausible Erklärung parat. Wie schon oben erwähnt, kann es sogar einige bis mehrere Jahre dauern, bis das Problem in seinem vollen Umfang erkennbar wird. Laut Untersuchungen steigt mit der fortschreitenden Konsumdauer und mit der Konsumhäufigkeit der Anteil der Eltern, die vom Cannabiskonsum ihrer Kinder wissen: Nur ca. 10 Prozent der Eltern wissen etwas von einem Probieren; bei chronischem Konsum steigt der Anteil auf bis zu 75 Prozent.[4]

Jeden Tag kiffen: Wie sich das Verhalten verändern kann

Die Langzeitauswirkungen können individuell völlig unterschiedlich ausfallen. Mehrere *wesensfremde* Veränderungen können gebündelt auftreten, was ein Grund zur Beunruhigung sein könnte. Sollten Sie schon wissen oder stark vermuten, dass Ihr Kind zu viele Joints raucht, ist es naheliegend, das Verhalten genau zu beobachten. Beispiele:

Das persönliche Verhalten

Der Jugendliche, der Cannabis missbraucht,

- umgibt sich mit einer Mauer von Schweigen und Lügen in Bezug auf alles, was gegen Cannabiskonsum spricht;
- reagiert auf einen Versuch, das Thema Kiffen anzusprechen, emotionsgeladen oder feindselig und aggressiv;
- weigert sich, über das Thema zu sprechen, obwohl er im Allgemeinen bisher offen und zugänglich war;
- reagiert zunehmend ablehnend, je stärker sein Konsumproblem wird;
- hat einseitige und ausschließlich vorteilhafte Ansichten über das Kiffen, die stur und uneinsichtig verteidigt werden;

- ist gleichzeitig leidenschaftlicher Gegner des vermeintlich viel gefährlicheren Alkoholkonsums;
- verbietet womöglich den Zutritt in sein Zimmer, besonders wenn die Eltern schon einen Verdacht über Haschischkonsum geäußert haben sollten;
- verhält sich emotional kalt und abweisend, obwohl er vom Wesen her empfindsam und einfühlsam ist;
- wirkt eventuell gereizt oder aggressiv, besonders am Tag nach dem Cannabiskonsum;
- kann sich plötzlich reizend benehmen, wenn er Geld braucht; (bei langfristigem, schwerem Missbrauch)
- benutzt vielleicht ordinäre Ausdrücke, was seinem bisherigen Verhalten nicht entspricht[5];
- kann auffallende, eigenartige Assoziationen aus gewöhnlichen Zusammenhängen knüpfen.

In der Schule/Studium/Ausbildung/Beruf

Der Jugendliche, der Cannabis missbraucht, leidet unter Interessen- und Energieverlust. Er

- hat keine Lust mehr auf die Schule: In Fächern, in denen er vorher gut und fleißig war, lässt er sich gehen und tut nur noch das Minimum; lässt sein Studium schleifen;
- wählt seine Lieblingsfächer ab: Nimmt dafür Fächer auf, die er bisher nicht mochte, nur weil sie einfacher sind;
- zieht sich allmählich von der Klassengemeinschaft zurück, in der er bisher gut integriert war;
- will nicht mehr am Sportunterricht teilnehmen;
- fängt an, die Schule zu schwänzen, oder geht selten in die Vorlesungen, feiert ständig krank an seiner Ausbildungsstelle und in seinem Beruf;
- kommt igendwann in der Schule oder im Studium nicht mehr mit;
- will schließlich die Schule wechseln oder nicht mehr hingehen;
- bricht seine Ausbildung oder sein Studium ab;
- hat zwar ständig neue und interessante Pläne, die aber nicht realisiert werden;
- wechselt deshalb seine Lebenspläne, denn er kann nichts mehr durchhalten;

- hat keine langfristigen Ziele mehr, auf die er konsequent hinarbeitet;
- hat für alle Versäumnisse plausible Erkärungen parat.

Soziales Verhalten, Freizeit

Der Jugendliche, der Cannabis missbraucht, kann sich sozial isolieren. Er

- gibt Freundschaften auf (Jugendliche, die zu viel kiffen, finden diejenigen, die clean sind, langweilig und spießig);
- ist neuen Bekanntschaften gegenüber nicht empfänglich oder sogar misstrauisch;
- bringt nur noch selten Freunde nach Hause;
- hält sich lieber bei denjenigen auf, die allein wohnen, um ungestört zu kiffen;
- gibt frühere Hobbys auf, interessiert sich nicht für neue;
- geht selten oder gar nicht mehr ins Konzert oder ins Kino;
- hat auch sonst kaum Unternehmungslust.

Umgang mit Geld

Wenn Jugendliche mit Cannabis experimentieren, reicht das Taschengeld gewöhnlich noch aus, denn im Freundeskreis wird das Geld oft zusammengetan und gemeinsam eingekauft. Wenn sie Cannabis missbrauchen, brauchen sie deutlich mehr Geld, was zu einem Problem werden kann. Jugendliche suchen sich manchmal nur deshalb einen Job, weil sie ihren Konsum finanzieren müssen. Und der Umgang mit Geld im Allgemeinen verändert sich, so dass der Betroffene z. B.

- sein bisheriges Sparverhalten aufgibt, keine Wunschobjekte mehr hat;
- an mehr Bargeld zu kommen versucht, indem er z. B.
  - bereits eingekaufte Sachen gegen billigere umtauscht, die Differenz behält;
  - angeblich nichts Passendes findet und sagt, dass er weiter suchen will;
  - hofft vielleicht, dass Eltern die Sache vergessen. Wenn nicht, hat er inzwischen das Geld ausgegeben: für Brötchen, Saft, Sport- oder Schulsachen, etc., was nicht mehr zu rekonstruieren ist; oder er hat nichts gekauft, sondern eine liegen geblie-

bene Quittung mitgenommen; oder er hat etwas gekauft, zeigt es, aber bringt es nachher wieder in den Laden und bekommt das Geld zurück; oder er hat eine Konzertkarte schon Monate im Voraus gekauft und die Karte inzwischen verkauft.

Zunehmende Nachlässigkeit

Der Jugendliche, der Cannabis missbraucht, wird allmählich dickfellig, gleichgültig und nachlässig. Er

- kommt morgens kaum noch aus dem Bett; verschläft wichtige Termine;
- verpasst und vergisst wichtige Termine;
- schiebt die Erledigung wichtiger Angelegenheiten vor sich her;
- bricht Projekte ab, die er sich vorher sehnsüchtig gewünscht hat: Er hat z.B. kein Interesse mehr, den Führerschein zu machen;
- scheint sich um kaum etwas noch richtig zu kümmern;
- verliert Interesse an Mode und an kosmetischer Pflege.

Persönliche Lebenseinstellung

Die persönliche Lebenseinstellung des Jugendlichen ändert sich:

- Aus der früher positiven Lebenseinstellung wird eine negative und pessimistische. Außer Haschischkonsum scheint die Welt kaum etwas Erfreuliches mehr zu bieten zu haben.
- Bisher war er aufgeschlossen und fröhlich, nun zeigt er sich auffällig nach innen gekehrt, was sich an einem übermäßigen Interesse an Mystik und Magie äußern kann.[6]
- Er kann sich letztendlich sogar von seinen Kifferfreunden zurückziehen, weil er ihnen auch nicht mehr vertraut, denn er hat manchmal das Gefühl, dass andere hinter seinem Rücken Schlechtes über ihn reden.
- Dementsprechend verschlechtert sich sein Verhältnis zu den Eltern und auch zu den Geschwistern. (War die Beziehung allerdings bisher gut und stabil, bleibt sie mit Glück in allen anderen Punkten intakt und vertrauensvoll, nur der Haschischkonsum bildet ein Tabuthema.)
- Er steht ständig auf Konfrontationskurs. Durch sein provokatives Verhalten erhält er von den Eltern die von ihm gebrauchte ablehnende Reaktion, die als Konsumalibi dient, sein schlechtes Gewissen beruhigt.

Wie Sie aus den oben vorgebrachten Punkten ersehen können, können einzelne davon recht bedeutungslos sein und bei vielen Jugendlichen vorkommen, ohne dass ein ernsthaftes Problem vorliegen muss oder dass es etwas mit Drogen zu tun hat. *Was Besorgnis erregend sein kann, ist die Anhäufung mehrerer, anhaltender, dem Wesenskern völlig fremder Verhaltensweisen.*

Die oben geschilderten Veränderungen werden in der Literatur in zahlreichen Fallbeispielen angegeben: Bisher gefühlvolle, nette Jugendliche verhalten sich unnahbar, reizbar, aggressiv oder eiskalt. Bisher voller Lebensfreude und Unternehmungslust haben sie »Null Bock«. Im schlimmsten Fall können sie gefühlsmäßig verarmt wirken, obszöne Ausdrücke benutzen, was bisher nie ihre Art war. Gerade die Aggressivität wird in den Pro-Haschisch-Büchern geleugnet, doch sobald Haschisch von Jugendlichen missbraucht wird, hört es schnell auf, die sanfte Flower-Power-Droge zu sein!

Ich könnte mir vorstellen, dass viele Eltern so naiv und ahnungslos sind, wie ich es war: Ich konnte es nicht fassen, wie sich meine bisher so reizende und gut erzogene Tochter plötzlich wie ein völlig fremder Mensch benahm, interesselos und apathisch wurde, doch sich andererseits wie aus heiterem Himmel reizbar und aggressiv verhielt. Hinzu kam das clevere Mogeln, um Geld zu bekommen. Ich hatte meine Tochter doch als einen ehrlichen jungen Menschen geschätzt. Sonst vielleicht eher kühl und abweisend, können Jugendliche, die Geld für Drogen brauchen, ihren ganzen Charme einsetzen, um das zu bekommen, was sie brauchen. Glauben Sie nicht, dass Cannabis eine Ausnahme wäre!

Manchmal konnte Krissy eiskalt sein ...

Mit 17, als wir dachten, dass Krissy aus der Pubertät und »aus dem gröbsten raus« sei, ging sie plötzlich nicht mehr gern zur Schule. Sie wurde ganz cool und verlor allmählich den Kontakt zu ihren Klassenkameraden, mit denen sie sich bisher gut verstanden und oft getroffen hatte. Ab jener Zeit lernte sie kaum für die Schule, doch sie kam immer noch ganz gut mit, denn sie ist intelligent. Es war schwer, sie morgens aus dem Bett zu kriegen, sie hörte ihren Wecker nie, und ich dachte, das Kind hat eben einen gesunden Schlaf.

Bisher war Krissy gefühlvoll, doch plötzlich durfte ich sie nicht mehr um-

129

armen, durfte ihr kein Küsschen mehr geben. Jedes Mal, als ich mich ihr näherte, sagte sie: »Fass mich nicht an, ich bin ein kalter Mensch!«

In der 12. Klasse wollte Krissy die Schule wechseln, auch, weil sie das Gefühl hatte, dass die anderen Schüler hinter ihrem Rücken tuschelten und über sie lästerten. Ich redete mit dem Schulleiter, dem aufgefallen war, dass Krissy so cool und so unnahbar wirkte, dass sich die Klassenkameraden nicht trauten, an sie heranzugehen. Er bedauerte es sehr, dass Krissy die Schule wechseln wollte. – Nach dem Schulwechsel wollte Krissy dann plötzlich eine »schöpferische« Pause einlegen, wozu sie einen perfekten Vorwand lieferte. Der neue Schulleiter unterstützte ihre Pläne – er hatte für Jugendliche sehr viel Verständnis! Am liebsten wollte Krissy nach Indien, doch wir schlugen vor, dass sie zu unseren Freunden in die USA geht, um dort die Schule zu besuchen, aber leider klappte es so kurzfristig nicht mehr: Inzwischen war Krissy volljährig und nahm sich einen Job. Das war ein großer Fehler, denn jetzt hatte sie Geld und die Freiheit, so viel zu kiffen, wie sie wollte.

In nur ein paar Monaten hatte sich Krissy sehr verändert: Früher schick und eitel, war es ihr jetzt egal, wie sie herumlief. Sie mochte schwarz und trug es schlicht und wirkte ein wenig heruntergekommen. Früher machte es ihr Spaß, zu planen, was sie sich zum Anziehen kaufen möchte: Kleidung, Gürtel, passende Accessoires wurden von ihr geschmackvoll abgestimmt. Seit vielen Monaten hatte sie keine Kleidungswünsche mehr, hatte sich auch nichts mehr gekauft – für ein junges Mädchen wie sie sehr ungewöhnlich. Das war auch für mich ein ganz schlechtes Zeichen.

In Gesprächen versuchte ich noch, sie mit dem Thema Eitelkeit zu provozieren: Ihre Haut sehe schlecht aus, seitdem sie kifft, und sie kriege mehr Appetit von Haschisch. Alles half nichts. Sie war die Supercoole, und ihr bester Freund das Haschisch, das allerdings nichts Gutes mit ihr im Schilde führte …

Statt sich für Mode und Kosmetik zu interessieren, hatte Krissy angefangen, sich für Esoterik, besonders für Alchimie und auch für Religion zu interessieren, und las sehr viele Bücher über diese Themen. Ich fand es positiv, dachte, dass es nicht schlecht wäre, wenn sie sich geistig vertiefte, nach einem Sinn suchte …

Es war ein Glück, dass sich Krissy niemals herumtrieb oder Nächte lang von zu Hause weg blieb, so wie viele andere Jugendliche, die Drogen missbrauchen. Wie schrecklich das für die Eltern sein muss, kann ich genau nachempfinden, denn auch so ist die Situation leidvoll genug. Wenigstens wusste ich, wo sich Krissy aufhielt – meistens war sie bei Stephan, der in einer kleinen Erdgeschosswohnung nicht weit weg von uns wohnte. Einmal sollte ich Krissy dort abholen, doch wir hatten uns verpasst. Ich schlich um das Haus herum, drückte meine Nase gegen die Fensterscheiben und guckte in Stephans leere Wohnung hinein. Die Einrichtung war karg, wie aus den siebziger Jahren. Mitten im Wohnzimmer befand sich eine mit dunkelbraunem Kord bezogene Liege, umgeben von achtlos hingeschleuderten Kleidungsstücken. Ich dachte, oh, hier wird also gekifft. Ich war aufgeregt und fühlte mich erbärmlich.

Inzwischen hatte Krissy drei Jahre regelmäßig Haschisch konsumiert und veränderte sich immer mehr zu ihrem Nachteil. Sie war eigentlich nur noch dann nett, wenn sie Geld brauchte. Dann konnte sie reizend sein, und zu meiner Schande muss ich es mir im Nachhinein eingestehen, dass sie mich ganz gut um den Finger wickeln konnte. Vielleicht ließ ich es zu, weil ich es einfach schön fand, wenn sie sich einmal ganz normal und nett benahm. Das war natürlich von Grund auf falsch, doch ich war ja blind, konnte die Zusammenhänge nicht erkennen.

Als ich endlich so weit war, dass ich von mir aus verstand, dass ich Krissy nicht mehr drängen durfte – denn dadurch erreichte ich nur Ablehnung –, sondern sie in Ruhe lassen musste, wurde sie still und hörte auf, mich zu beschimpfen. Manchmal bekam sie kuriose Ideen und merkwürdige Einfälle. Plötzlich interessierte sie sich für Ägypten, wollte Hieroglyphen lesen lernen. Eines Tages backte sie einen ägyptischen Kuchen. In den Teig hatte sie fremdartige Gewürze gemischt, der Kuchen roch und schmeckte entsetzlich, und ich war mir sicher, dass sie auch Haschisch untergemengt hatte. Manchmal erzählte sie Seltsames: über eine Menthol-Zigarette, die ihr das Gefühl gab, einen Drachen verschluckt zu haben. Ein anderes Mal hatte sie ihren Ring einer fremden Frau geschenkt. Wortlos, einfach so. Sie erzählte mir über ihren Dealer, wollte aber nicht verraten, wo er wohnte. Er sei ein Student, lebe mit seiner Freundin zusammen, beide seien sehr nett. Sie brauchten halt Geld. Dort sei sie gut beraten, denn die beiden würden nur Cannabis verkaufen.

Ich war froh darüber, dass Krissy so offen war und dass wir uns wieder gut verstanden. Das war der Übergang zu ihrem Entschlusss, sich helfen zu lassen.

4. Mein Kind ist gefährdet oder abhängig: Wie kann ich helfen?

> Die einzigen Teufel sind die Teufel in unserem eigenen Herzen,
> und genau hier sollte die Schlacht ausgetragen werden.
>
> *Gandhi*
>
> Nicht was wir erleben, sondern wie wir empfinden,
> was wir erleben, macht unser Schicksal aus.
>
> *Marie von Ebner-Eschenbach*

Es kann für Eltern sehr belastend und eine große Enttäuschung sein, zu erfahren, dass ihr Kind sie wegen seines Cannabiskonsums angelogen hat. Und nicht nur das: Es behandelt sie ungerecht, greift sie verbal an, wirkt kalt und unnahbar. Trotzdem neigen Betroffene zu vehementen und irrationalen Gefühlsausbrüchen, die von den Eltern kaum nachvollzogen werden können. Und das Schlimmste ist, sie scheinen keine Reue über die Übergriffe zu empfinden. Dass sich ihr Kind so verändert, macht Eltern fassungslos, denn es kommt ihnen wie ein fremder Mensch vor. Es benimmt sich so, weil sein Innenleben völlig durcheinander ist. Der Dauerrausch nagt an der Seele, macht angeschlagen und kraftlos. Natürlich ist ihr Kind derselbe Mensch geblieben, Eltern haben jedoch vorübergehend keinen Zugang zu seinem wahren Wesenskern.

Es ist nicht einfach, mit einem Kind umzugehen, das Cannabis missbraucht. Sollte das Verhältnis vorher auch noch so gut gewesen sein, wird die Bewältigung des Problems für die ganze Familie zu einer Zerreißprobe.

Wie soll ich mich verhalten?

Es gilt: Nicht überreagieren, kühlen Kopf bewahren!

Ich weiß, dies ist einfacher gesagt als getan. Ich kann sehr gut verstehen, dass Sie Enttäuschung, Hilflosigkeit und Wut empfinden. Dennoch: Ihr Kind fühlt sich noch viel hilfloser, auch wenn es nach außen hin Stärke mimt. Eines Tages, wenn es so weit ist, wird es seine Fehler von sich aus erkennen – Sie können keinen Einfluss darauf nehmen. Sie können nur bei sich selbst anfangen, und der erste Schritt, den Sie ganz persönlich tun sollten, heißt: Nicht verdrängen, nicht verleugnen!

Solange Sie sich das Problem nicht eingestehen können, nicht richtig wahrhaben wollen, wenn Sie dafür noch andere Erklärungen

132

suchen, die Ausreden und Vorwände Ihres Kindes kritiklos übernehmen, sind Sie in einer Ambivalenz befangen, die Sie daran hindert, sich sachlich und neutral zu verhalten. Dieser innerliche Zwiespalt lähmt auch Ihre Fähigkeit, konstruktiv zu handeln.

Das Verdrängen dient vielleicht dem Schutz vor Ihren eigenen Ängsten – möglicherweise geht es um Ihre gescheiterten Erwartungen, um Ihre Enttäuschung. Vielleicht haben Sie den unbewussten Wunsch, die Situation wäre bloß ein böser Traum, den etwas oder jemand schon irgendwie aus der Welt schaffen wird. Es wird nicht geschehen. Sie müssen bei sich selbst anfangen!

Manchmal ist es einfacher, vor unangenehmen Tatsachen die Augen zu verschließen, Lügen und Täuschung zu akzeptieren, als einer unbequemen Wahrheit mutig zu begegnen. Doch gerade die Weigerung, das Problem anzuerkennen, hält den Teufelskreis aufrecht.

Fangen Sie an, sich mit dem Problem innerlich auseinanderzusetzen. Seien Sie sich selbst gegenüber ganz ehrlich, fangen Sie damit an, dass Sie das Problem direkt aussprechen, etwa mit den Worten: »Mein Sohn/meine Tochter hat ein Problem. Er/sie kifft zu viel. Cannabis ist eine Droge, die abhängig machen kann. Das Problem ist ein Drogenproblem. Ich werde alles tun, damit ihm/ihr geholfen werden kann. Doch letztendlich muss er/sie sich selbst helfen wollen.«

Wiederholen Sie die Worte, bis Sie keine Angst und keine Wut mehr empfinden und sich von dem Inhalt der Sätze emotional distanzieren können.

Aus eigener Erfahrung weiß ich, dass es unausweichlich ist, das Problem ohne Vorbehalte anzunehmen. Erst nachdem mir dieser Schritt gelungen war, fühlte ich mich innerlich frei und war imstande, mich neutral zu verhalten und die richtigen Schritte zu unternehmen, meiner Tochter auf ihrem Weg aus der Abhängigkeit helfend zu begleiten.

Behandeln Sie Ihre Tochter/Ihren Sohn respektvoll, sehen Sie von abwertenden Bemerkungen und Beschuldigungen ab. Hören Sie niemals auf, an das Positive in Ihrem Kind zu glauben! Versuchen Sie, die wertvollen Aspekte in seinem Wesen aufzubauen und zu stützen. Geben Sie die Hoffnung nicht auf: Unsere Kinder besitzen ungeheure innere Kraft und Selbstheilungsreserven, die durch liebevolle Annahme gedeihen und zur Befreiung aus der Abhängigkeit beitragen.

Und die ganze Familie?

Beispiele: Klaus, 16, und Mathias, 18. Beide kommen aus einem sehr guten, intakten Elternhaus. Die Eltern sind nette, gebildete Leute, führen ein interessantes, schönes Leben.

Klaus »fliegt« von der Schule, weil er jeden Tag kifft und auch dealt. Alle Klassenkameraden wissen das. Dennoch wollen die Eltern glauben: »Er hatte so ein Pech, er hatte doch nur ein einziges Mal Haschisch in der Tasche!«

Bei Mathias zeigt sich die gleiche Situation. Seine Mutter erzählt: »Er hatte es doch nur ein paar Mal probiert!« Sein Vater ist außer sich: »Für mich ist das, was geschehen ist, schlimmer als der Tod!«

Kurz danach kommt Mathias in eine Klinik; nach der Entlassung versucht er, sich umzubringen.

In beiden Fällen darf über das Problem nicht geredet werden. Beide Eltern schicken ihre Söhne in ein Internat.

Diese elterlichen Reaktionen senden zweideutige Signale aus. Einerseits: Das eigentliche Problem wird verschwiegen – eine Reaktion, die aussagt, wie beschämend das Problem für Eltern ist. Doch andererseits wird es von ihnen als »nur Pech gehabt« verharmlost. Und die Lüge darf weiter leben, nun auch noch mit »Erlaubnis« der Eltern. Auf Unaufrichtigkeit kann nichts Positives aufgebaut werden – Vertrauen ist die Grundvoraussetzung für einen Neuanfang.

Sie müssen sich einig sein!

Es ist wichtig, dass zwischen den Familienmitgliedern, besonders zwischen Ihnen und Ihrem Partner oder Ihrer Partnerin über das Haschischproblem und über das Thema Drogen Einigkeit herrscht. *Sie dürfen keine widersprüchlichen Ansichten vertreten, sondern einen Konsens über eine vorurteilsfreie und neutrale Betrachtung erreichen:* nicht verteufeln, denn dann gelten Sie als völlig rückständig und werden auf Granit beißen, wenn Sie über das Thema sprechen wollen. Doch selbstverständlich sollten Sie das Thema auch nicht verharmlosen oder verdrängen!

Keine gegenseitigen Vorwürfe!

Es ist notwendig, dass der familiäre Umgang frei ist von gegenseitigen Vorwürfen: Beschuldigen Sie niemanden! Lassen Sie sich von niemandem beschuldigen! Denn eine solche Verhaltensweise ist nichts anderes als Selbstschutz: Wenn ich bei meinem Mitmenschen nach der »Schuld« suche, bleibe ich selbst scheinbar frei davon. Ein ehrlicher und positiver Austausch über mögliche Versäumnisse oder Fehler kann konstruktiv sein, doch eine vorwurfsvolle Kommunikation bewirkt nichts, sondern vergiftet nur das Familienklima.

Mit den Geschwistern reden!

Versuchen Sie, den Geschwistern die Situation begreifbar zu machen! Erklären Sie, dass die Schwester/der Bruder im Begriff sei, ihrem/seinem Leben nachhaltigen Schaden zuzufügen, und er/sie eventuell sogar professionelle Hilfe benötige, um aus der Abhängigkeit heraus kommen zu können. Sollten die Geschwister den Ernst der Lage nicht einsehen, versuchen Sie, auch für sie einen Termin bei einer Drogenberatung zu organisieren.

Mit einer richtigen Einstellung können Geschwister möglicherweise einen positiven Einfluss auf die Schwester/den Bruder ausüben.

Manche Eltern konzentrieren sich derart auf das Drogenproblem eines ihrer Kinder, dass sich die anderen Geschwister vernachlässigt fühlen können. Die Bewältigung des Problems kann eine familiäre Ausnahmesituation nach sich ziehen, was dazu verleiten kann, sich davon völlig vereinnahmen zu lassen. Es ist aber sehr wichtig, dass im Familienleben eine Normalität erhalten bleibt und sich nicht alles nur um das Thema Drogen dreht.

Wie gehe ich mit einem Abhängigen um?

Eine ausgeprägte Abhängigkeit macht seelisch krank und verändert die Persönlichkeit, führt zu einer irrationalen und zuweilen sogar aggressiven Verhaltensweise. Um den richtigen Umgang mit einem Abhängigen zu lernen, ist es wichtig, dass Sie zunächst verstehen, warum er sich verändert verhält:

- Durch den Dauerrausch kann der Betroffene die Realität nicht richtig wahrnehmen und merkt deshalb nicht, dass er sich verändert hat[1].
- Er hat keine Einsicht in seine Probleme.
- Er ist davon überzeugt, dass er seinen Konsum unter Kontrolle hat, auch wenn es längst nicht mehr der Fall ist. Die Abhängigkeit löscht die Fähigkeit, Selbsterkenntnis über den Ernst der Lage zu erlangen.

- Auch wenn er seine Probleme einsehen sollte, steckt er in einer Ambivalenz: Er will gleichzeitig aufhören, aber auch weitermachen[2].
- Deshalb führt jeder Versuch, ihn über seinen Missbrauch aufzuklären, zwangsläufig in einen emotionalen Ausbruch.
- Verdrängen, Lügen und Leugnen gehören zu seiner Strategie, mit der er seine Lage beschönigen oder verheimlichen will. Nur so glaubt er, seinen Konsum schützen zu können.
- Er glaubt kaum, dass seine Eltern ihm mit Verständnis begegnen oder ihm helfen könnten. Er traut sich nicht, sich ihnen zu öffnen, hat Angst vor Konsequenzen.

Um das schlechte Gewissen zu beruhigen, kann es zur bewussten Provokation der Eltern kommen. Eine ablehnende und heftige Reaktionen der Eltern kann kontraproduktiv wirken, und die Situation kann allmählich eskalieren; elterliche Ablehnung oder Verdächtigungen führen zu Lügen und aggressivem Verhalten seitens des Abhängigen, was wiederum zu noch mehr Vorwürfen seitens der Eltern führt, die dann wiederum als Konsumvorwand dienen. Irgendwann kann sich die Familie in einem Teufelskreis befinden, in dem sich jeder mit seiner Reaktion gegenseitig »füttert«, so dass sich die vorwurfsvolle und misstrauische Stimmung weiter verstärkt. Es kann zu einem recht explosiven Familienklima kommen, was für alle Beteiligten äußerst belastend sein kann.

Nehmen Sie die Provokationen nicht persönlich!

Bitte lassen Sie alle etwaigen Angriffe möglichst unbeteiligt über sich ergehen! Wenn Ihr Kind Sie beschimpft, erwidern Sie in einem ruhigen, bestimmten Ton etwa: »Ich bin nicht ›so oder so‹, ich bin dein Mutter/dein Vater, und ich liebe dich. Du kannst dich auf mich verlassen, ich werde immer für dich da sein.«

Bleiben Sie gelassen, machen Sie keine persönlichen Vorwürfe, Verdächtigungen oder Beschuldigungen! Sie sollen auf jeden Fall lautstarke oder gar handgreifliche Auseinandersetzungen unter allen Umständen vermeiden: Wer unter Cannabiseinfluss steht, erlebt solche Szenen noch intensiver und belastender.

Auf keinen Fall darf eine Unterhaltung in ein Verhör mutieren, denn auf einer negativen Basis werden Sie an einen Abhängigen kaum herankommen: Er kann keinen psychischen Druck ertragen und er muss sich vor jedem Versuch schützen, sich seinen Cannabisgenuss vermiesen zu lassen. Außerdem: Eine emotionale, unsachliche Konfrontation passt in sein Verhaltensmuster, denn sie liefert weitere »Beweise« über Ihre Ignoranz und bestätigt sein Recht auf Rausch. *Lassen Sie eine überhitzte, emotional gefärbte, unsachliche Kommunikation über das Thema Kiffen nicht zu!* Vermeiden Sie eine Unterhaltung, bis Sie mit dem Thema gelassen umgehen können.

Versuchen Sie überdies, in allen anderen Lebensbereichen einen möglichst vertrauensvollen Kontakt zu Ihrem Kind zu halten.

War Ihre Beziehung sonst intakt, wird Ihr Sohn/Ihre Tochter auch über seinen/ihren Drogenkonsum mit Ihnen reden wollen, wenn er/sie so weit ist. Drängen Sie ihm solche Gespräche nicht auf!

Wenn es Ihnen gelingt, die Situation nicht mehr auf Sie persönlich bezogen, als »schändlich« oder gar als Versagen zu betrachten, sondern Liebe und Mitgefühl zu empfinden, wird es eher möglich sein, wieder Zugang zu Ihrem Kind zu bekommen.

Sollte die Kommunikation zwischen Ihnen völlig abreißen, wenden Sie sich an eine Beratung oder eine Selbsthilfegruppe, um Hilfe zu bekommen.

Was kann ich unternehmen?

Versuchen Sie als erstes, ein *Treffen mit einem Jugendlichen zu organisieren, der früher haschischabhängig war und inzwischen lange »clean« ist.* Vielleicht wird Ihr Kind sich die Erfahrungen eines ehemals Abhängigen etwas zu Herzen nehmen, was mit Glück dazu beitragen kann, dass der Betroffene vielleicht eher bereit ist, sich helfen zu lassen. Sie müssen ein solches Treffen geschickt einfädeln, denn Abhängige sind gegen jede Einmischung allergisch, fassen sie als Bevormundung auf. Eventuell kann Ihnen eine Elternorganisation hierbei behilflich sein.

Zimmer- und Taschenkontrollen?

In vielen Drogenratgebern wird eindringlich davor gewarnt, wie ein Privatdetektiv hinter dem Betroffenen herzuschnüffeln. (Einige Ratgeber dagegen akzeptieren dies.) Aus eigener Erfahrung weiß ich, wie schwer es ist, das nicht zu tun. Viele Eltern werden diesen Fehler aus Hilflosigkeit machen, und ich habe Verständnis dafür. Aber die Betroffenen spüren es irgendwie. Letztendlich erntet man nur Verachtung dafür und liefert einen weiteren Grund für die Überzeugung, zu Hause sei es völlig »öde«, die Eltern seien »voll peinlich«. An einen Abhängigen kommen Sie mit einem einmaligen »Treffer« nicht mehr heran, sondern müssten ständig spionieren, was wirklich sehr unschön ist, denn Sie sollten immer noch die Privatsphäre Ihres Kindes respektieren. Alles, was Sie wahrscheinlich erreichen werden, ist, dass der Betroffene dann höchstens seine Geheimnisse nur noch gründlicher vor Ihnen verstecken wird.

Haaranalysen und Urinproben?

Auch diese Maßnahmen bewirken bei einem Abhängigen wenig. Es ist nicht zu empfehlen, eine Haaranalyse ohne Wissen des Betroffenen durchführen zu lassen, denn dies ist keine vertrauensbildende Maßnahme. Überdies sagen einzelne Analysen über einen Missbrauch nichts aus, denn wegen der langen Abbauzeit der Cannabiswirkstoffe müssten sie über einen längeren Zeitraum regelmäßig durchgeführt werden, was zu zermürbenden Auseinandersetzungen führen könnte, ohne unbedingt etwas Positives zu bewirken. Urinkontrollen, die in Verbindung zu einer Therapie gemacht werden, sind etwas anderes, denn sie werden auf freiwilliger Basis auf einem neutralen Terrain unter völlig anderen Voraussetzungen gemacht.

Umgang mit Geld

Ich habe bereits beschrieben, was sich Abhängige einfallen lassen, um an Geld zu kommen. Darum:

- Gehen Sie mit Geld nachhaltig um. Lassen Sie nicht nur die Quittungen, sondern auch die gekauften Gegenstände zeigen, vergleichen Sie die Preise.
- Schreiben Sie alles auf, denn manche Ausgaben, wie z.B. Konzertkarten, die Monate vorher gekauft werden müssen, geraten leicht in Vergessenheit. Notieren Sie das Datum der Ereignisse.
- Geben Sie keine Geldgeschenke mehr, empfehlen Sie Ihren Freunden und Verwandten, Ihrem Kind möglichst kein Bargeld mehr zu geben.

Seien Sie geschickt und verhalten Sie sich natürlich, zeigen Sie auf keinen Fall, dass Sie Ihr Kind verdächtigen. Vorwürfe und direkte Beschuldigungen bringen Sie nicht weiter!

Das Taschengeld streichen?

Wenn der Betroffene nicht bereit ist, ernsthafte Schritte zu unternehmen, um seinen offensichtlichen Missbrauch zu beenden, wird manchmal empfohlen, das Taschengeld ganz zu streichen. Es kann eine verlockende Idee sein, das Kind sozusagen »auszuhungern«, nach dem Motto: kein Geld, also kein Haschisch, also keine Probleme. Viele Väter scheinen zu dieser Logik zu neigen, weil sie offensichtlich glauben, damit Herr der Lage zu werden. Eine solche Entscheidung sollte jedoch sehr sorgfältig überlegt und von folgenden Umständen abhängig gemacht werden:

- Wie alt ist der Betroffene?
- Wie lange missbraucht er Cannabis?
- Ist er noch durch seine Eltern beeinflussbar? Lebt er noch zu Hause?
- Wie groß ist der Einfluss der Freunde?
- Wie ist seine Lebenssituation? Hat er die Schule oder die Ausbildung abgebrochen?
- Kommt er in seinem Studium voran? (Kontrollieren Sie seinen Fortschritt, denn gerade ein Studierender kann die Eltern leicht täuschen und hinhalten.)
- Wechselt er ständig seine Lebenspläne, kann nichts durchhalten?

Hierbei ist viel Fingerspitzengefühl nötig, denn diese Vorgehensweise ist sehr heikel und gibt keine Erfolgsgarantie: Es gibt Fälle, in denen Jugendliche, die überhaupt kein Geld mehr bekamen, zu dealen anfingen und in kriminelles Milieu hineingerieten, besonders, wenn sie auch andere Drogen konsumierten, und das kann nicht Ihr Ziel sein. Deshalb sind solche drastischen Schritte ohne professionellen Rat und Unterstützung nicht zu empfehlen!

Das Ziel: Kompetente Beratung

Das oberste Ziel Ihrer Vorgehensweise sollte darin liegen, Ihr Kind von der Notwendigkeit zu überzeugen, sich professionell helfen zu lassen. Sie müssen viel Geduld haben und behutsam vorgehen. Versuchen Sie, Ihren Sohn/Ihre Tochter wenigstens dazu zu bringen, dass er/sie bereit ist, zu einem unverbindlichen Beratungsgespräch zu gehen.

Glauben Sie auf keinen Fall an die sogenannte Leidensdrucktheorie, die besagt, dass Abhängige völlig »unten« sein müssen, bis sie die nötige Einsicht bekommen, sich helfen zu lassen – bei so jungen Leuten ein geradezu zynischer Ansatz! In allen anderen Krankheits- oder Notfällen wird solch ein Verhalten als unterlassene Hilfeleistung geahndet. Glücklicherweise wird diese Einstellung mittlerweile vielfach als überholt betrachtet: Heute setzen Fachleute vermehrt auf Frühintervention.

Falls Ihr Kind nicht bereit ist, eine Terminvereinbarung selbst zu treffen, nehmen Sie die Sache selbst in die Hand! Lassen Sie nichts unversucht!

Bei einem Volljährigen ist es nicht immer einfach, eine Drogenberatung oder eine Praxis zu finden, die eine von Eltern veranlasste Terminvereinbarung akzeptiert. Suchen Sie so lange, bis Sie eine finden, denn Sie werden nicht überall abgewiesen. Hauptsache ist, dass Ihr Kind versprochen hat, hinzugehen. Auch wenn er/sie widerwillig geht, sollte es keine Rolle spielen (er wird ja nicht gezwungen), und ein Beratungsgespräch kann dennoch etwas bewegen: Manchmal sind Jugendliche eher bereit, Fachleuten zuzuhören, Informationen und Ratschläge anzunehmen, die sie von ihren Eltern nicht akzeptieren würden, – und mag die Chance noch so klein sein, Sie sollten es wenigstens versuchen!

Machen Sie nicht viele Worte! Erwähnen Sie beiläufig, dass Sie einen Termin gemacht haben. Kurz vor dem Termin können Sie Ihre Tochter/Ihren Sohn noch daran erinnern. Je lockerer Sie mit der Sache umgehen, desto leichter wird es ihr/ihm fallen, dort auch hinzugehen.

Klären Sie vorher ab, ob Ihre Ängste und Nöte ernst genommen werden, denn es gibt Beratungen für Konsumenten harter Drogen, die Haschischmissbrauch bagatellisieren. Aber gute Fachleute wissen genau, dass chronischer Cannabismissbrauch ernste Probleme verursachen und abhängig machen kann!

Sollte es Ihnen nicht sofort gelingen, Ihr Kind von der Notwendigkeit zu überzeugen, eine Drogenberatung aufzusuchen, machen Sie für sich selbst einen Termin oder schließen Sie sich einer Elternoganisation an! Ihnen können dort Strategien beigebracht werden, wie Sie mit dem Problem richtig umgehen können, denn die Elternorganisationen haben im Laufe der Jahre viele Erfahrungen gesammelt. Außerdem können Sie sich mit Gleichgesinnten austauschen, die Ihnen mit Verständnis begegnen und Ihre Sorgen teilen.

Suchen Sie sich eine Selbsthilfegruppe aus, in der Sie sich wohl fühlen und an der auch andere Eltern von Cannabiskonsumenten teilnehmen, denn mit den Sorgen von Eltern Heroinsüchtiger können Sie sich wahrscheinlich nicht identifizieren.

Ablösung vom Elternhaus?

Die Ablösung vom Elternhaus ist eine wichtige Entwicklungsphase, in der wir unsere Kinder unterstützen sollten. Dafür sollten allerdings gewisse Voraussetzungen gegeben sein.

Viele Jugendliche verspüren kurz vor ihrem 19. Geburtstag einen starken Drang auszuziehen, denn sie fühlen sich schon praktisch »volljährig« und erwachsen genug, um allein zu leben. Doch oft ist es eine vorübergehende Phase, die schnell wieder vorbei ist. Wenn nun diese drastischen und verfrühten Abnabelungsversuche mit Drogenproblemen kollidieren, sollten Eltern darauf zurückhaltend reagieren.

Durch Drogenmissbrauch können Jugendliche wichtige Phasen eines normalen Reifungsprozesses verpasst haben,[3] können seelisch angeschlagen, vielleicht sogar sozial isoliert sein. Sie haben womöglich die Schule, das Studium oder die Ausbildung nicht beendet. Meines Erachtens ist es keine gute Idee, einen Jugendlichen, der ein Drogenproblem mit vielen anderen, daraus resultierenden Problemen hat, in dieser verwundbaren Lage mit seinen Schwierigkeiten allein zu lassen. Selbst wenn das Leben mit einem Abhängigen manchmal äußerst schwierig und belastend sein mag, und sein Auszug willkommen erscheint, kann ich nur davon abraten. Es kann ein fataler, nicht wieder gut zu machender Schritt sein, denn je nach dem, wo er unterkommt und mit wem er verkehrt, kann er tiefer in den Drogensumpf hineinrutschen, und Sie haben kaum Einflussmöglichkeiten mehr!

Aber eine Ablehnung seines Wunsches auszuziehen wird Ihr Kind wahrscheinlich nicht hinnehmen wollen. Ein »Nein« macht es vielleicht sogar wütend, und es wird versuchen, Sie zu provozieren. Bewahren Sie die Ruhe. Erwidern Sie seine Provokation *niemals* mit einem Gegenangriff! Denken Sie daran, dass solche Ausbrüche nicht Ihnen persönlich gelten: Ein Abhängiger will seine Lieblingsdroge ohne Einschränkung und ohne Kontrolle konsumieren. Um sein Ziel zu erreichen, braucht er einen Vorwand. Liefern Sie ihm keinen! Er will Ihnen nicht weh tun – seine Handlungen sind von der Abhängigkeit bestimmt.

Durch solche Auseinandersetzungen spannt sich die familiäre Situation manchmal sehr an, was als ein willkommenes Alibi für die Auszugspläne dienen kann, weil das Leben zu Hause »unerträglich«, »die reinste Hölle« geworden sei. Es ist wichtig, ein derart explosives Familienklima, wenn nötig, mit professioneller Hilfe zu entladen.

Machen Sie deutlich, dass Sie mit einem Auszug einverstanden sind, sobald eine solide Basis dafür geschaffen worden ist. Eine Voraussetzung könnte sein, dass der Betroffene die Schule/Ausbildung/das Studium beendet hat, um auf eigenen Füßen stehen zu können. Zu diesem Plan würde gehören, wenn nötig, eine Beratung oder eine Therapie. Wenn Ihr Kind wirklich gefährdet ist und Sie nachgeben, wird sich seine Situation nicht verbessern, sondern höchstwahrscheinlich verschlechtern, denn es wird den letzten Halt verlieren, den es in seinem Elternhaus noch hat.

Wenn Jugendliche Cannabis missbrauchen, haben sie nach einer gewissen Zeit kaum noch Freunde, die »clean« sind. Die »Kifferfreunde« wollen sich eventuell einmischen und die Auszugspläne unterstützen. Lassen Sie sich auf solche Gespräche nicht ein. Das Problem geht nur Sie und Ihre Familie etwas an.

Trotz der Risiken finden einige Therapeuten derartige Fluchtversuche förderungswürdig. Eltern, die sich dagegen wehren, gelten womöglich als »überbehütend«. Heute werden Kinder selten »über«-, sondern eher »unterbehütet«. So haben heutige Jugendliche kaum Schwierigkeiten, sich abzunabeln, denn sie werden meistens zur frühen Selbstständigkeit tolerant und liberal erzogen.

Volljährige werden wahrscheinlich auch gegen den elterlichen Willen ausziehen wollen, und zwar mit dem Argument, die Eltern seien verpflichtet, ihren Lebensunterhalt einschließlich Fremdmiete etc. zu übernehmen. Diese so nicht zutreffende Behauptung kursiert unter den Jugendlichen, und Ihr Kind wird wahrscheinlich entsprechend »beraten«. Solange Jugendliche noch zur Schule gehen oder studieren und auf die elterliche Unterstützung angewiesen sind, steht ihnen kein Recht auf eine eigene Wohnung zu. Eine Ausnahme besteht nur, wenn sie in beengten und desolaten Verhältnissen leben. Lassen Sie sich vom Jugendamt beraten.

Es gibt Ausnahmen, in denen es ratsam sein kann, dass Jugendliche dennoch ausziehen, wenn nämlich die Eltern mit der Situation nicht umgehen können oder wollen, wenn es permanent zu abwertenden Attacken oder gar zu tätlichen Angriffen seitens der Eltern kommt. In diesen Fällen können sich Betroffene an eine kostenlose und anonyme Beratung wenden, die es mittlerweile in fast jedem Ort, auch schon in kleineren Gemeinden gibt.

Ein Cannabisproblem Ihres Kindes darf Ihnen nicht peinlich sein, denn es ist nichts Einmaliges oder Ungewöhnliches. Mit einem unverkrampften Umgang tragen Sie dazu bei, dass die Gesellschaft lernt, mit Drogenabhängigkeit offen und vorurteilsfrei umzugehen. Damit helfen Sie sich selbst und auch Ihrem Kind.

Reden Sie über Ihren Kummer mit Ihren Freunden, denn Sie brauchen viel Kraft und seelische Unterstützung. Leider haben manche Leute vorgefasste und einseitige Ansichten über Drogen und Drogenprobleme – ganz einfach, weil sie nicht richtig informiert sind. Manche halten jede Form von Drogenabhängigkeit für völlig ausweglos. Vielleicht können einige Ihrer Freunde oder Verwandten mit dem Problem deshalb nicht richtig umgehen. Vielleicht werden Ihnen Vorurteile oder Beschuldigungen entgegengebracht, aussichtslose Zukunftsvisionen ausgemalt. So etwas ist wenig hilfreich – und tut weh. Haben Sie dennoch Verständnis dafür. Sollte es Sie jedoch belasten, können Sie sich vorübergehend zurückziehen.

Wenn Sie mit der Situation offen umgehen, werden Sie sehen, dass sich neue Freundschaften entwickeln zu Menschen, die entweder ähnliche Erfahrungen gemacht haben oder die mit dem Problem einfach sensibler und verständnisvoller umgehen können.

Es gibt keine Standardrezepte, durch deren Hilfe wir eine Garantie hätten, an einen Abhängigen heranzukommen. Jugendliche haben ihr eigenes Schicksal, tragen für das Geschehene auch Eigenverantwortung, und ihr eigener Entschluss ist erforderlich, sich aus der Abhängigkeit befreien zu wollen, um dies auch wirklich zu schaffen. Viele andere Faktoren – auch außerhalb des Einflussbereichs der Eltern – können hierbei eine wesentliche Rolle spielen.

Aber je früher wir die Situation realistisch einschätzen und annehmen, desto größer sind die Chancen, dem Betroffenen helfen zu können.

Eltern sollten begreifen, dass wir niemanden verändern können, nur uns selbst. Wir können unseren Kindern helfen, wenn die Hilfe von ihnen angenommen wird. Eine positive Hilfe wird eher angenommen – Vorwürfe und Beschuldigungen taugen als Hilfe nicht. Wenn wir Ärger empfinden und diesen Ärger in einer negativen Art und Weise ausdrücken, helfen wir uns selbst, unseren Frust loszuwerden – unser Gegenüber können wir damit nicht weiterbringen.

Wir müssen akzeptieren, dass unser Kind mit seiner Abhängigkeit krank ist und es auch entsprechend mitfühlend behandeln. Wir müssen lernen, mit der Abhängigkeit neutral und offen umzugehen, sonst bestrafen wir unser Kind ein weiteres Mal: Es ist auf die Drogen hereingefallen, was Strafe genug war! Wenn es einmal so weit ist, dass es diese Tatsache nüchtern realisiert, wird es sich schlecht genug fühlen. Vielleicht sind inzwischen Jahre vergangen, und inzwischen haben seine Freunde das Abitur gemacht, ihr Studium oder ihre Ausbildung beendet. Es wird sehr weh tun, all das mit einem klaren Kopf wahrzunehmen. Dazu braucht es nicht noch unsere Belehrungen.

Glauben Sie an Ihr Kind, stützen Sie seine positive Wesensart, bauen Sie Ihren Sohn/Ihre Tochter auf. Nehmen Sie Ihr Kind liebend an, vertrauen Sie seinen Selbstheilungskräften. Geben Sie Ihre Tochter/ Ihren Sohn niemals auf!

Zögern Sie nicht, professionelle Hilfe auch für sich persönlich anzunehmen. Es ist kein Zeichen für Schwäche, sondern dafür, dass Sie mit der Sache kompetent umgehen.

Es wäre vielleicht hilfreich, wenn sich Eltern einer Selbsthilfegruppe anschließen würden. Sollten Sie jedoch keine Gruppe finden, in der Sie sich wohl fühlen, sollten Sie sich vielleicht überlegen, eine neue Gruppe ins Leben zu rufen, wenn Sie die Kraft und die Energie dazu aufbringen können. Hören Sie sich um, reden Sie mit anderen Eltern. Oder annoncieren Sie in einer Lokalzeitung! Ich bin davon überzeugt, dass sich sofort eine Menge Interessierte melden werden. Ratschläge und Information können Sie bei einer etablierten Gruppe anfordern.

1998: Endlich kam ich an Krissy heran ...

Ab Februar 1998 bekam Krissy immer mehr Probleme, und inzwischen war mir klar, dass sie ein Haschischproblem hatte und nichts anderes! Ich versuchte, mit ihr zu reden, sagte, sie zerstöre sich und ihr Leben, wenn sie nicht damit aufhörte. Doch sie war schon fast 18 – und freiwillig wollte sie nichts dagegen unternehmen. Bei den Drogenberatungen wurde ich ständig abgewimmelt, weil die Mitarbeiter verlangten, dass meine uneinsichtige Tochter eine Terminvereinbarung selbst treffen sollte! Ich schrieb die Telefonnummern der Beratungen auf, doch gereizt schob Krissy die Zettel zur Seite: Was das sollte! Sie habe doch kein Problem! Wenn sie Kummer hatte, kam Krissy zu mir, vertraute mir ihre Geheimnisse an, z. B. wenn sie sich verliebte, doch das wichtigste Thema blieb ein Tabu. Der Haschischkonsum stand zwischen uns – darüber durfte ich nichts sagen, bei jedem Versuch, darüber zu reden, flippte sie völlig aus.

Ich wusste nicht, dass wenigstens ich zu einer Beratung oder zu einer Selbsthilfegruppe gehen sollte, um zu lernen, mit ihr richtig umzugehen, um ihr helfen zu können. Ich bekam das Gefühl, dass niemand Interesse daran hatte, Krissy zu helfen, um die Spirale der sich anbahnenden Abhängigkeit zu unterbrechen, um Schlimmeres zu verhindern.

Krissys Freund Stephan hatte mir immer beteuert, dass er Drogen hasse! Er mag etwas exzentrisch sein, dachte ich, doch zum Glück hätte er wenigstens mit Drogen nichts am Hut. Mit ihm sei Krissy vor Drogen geschützt! So nahm ich auch an, dass nur Krissy ein Problem habe und Stephan ihr helfen wolle, wie ein großer Bruder.

Am Anfang mochte ich Stephan, doch schon bald merkte ich, dass er vor nichts Respekt hatte, absolut keine Grenzen kennt. Er hatte eine große Zuneigung zu Krissy entwickelt, aber Krissy litt darunter, dass er sehr besitzergreifend war und versuchte, ihr andere Freundschaften auszureden.

Inzwischen rief er mich oft an, mischte sich ein, machte uns abstruse Vorwürfe: Wir müssten Krissy loslassen, sie solle ausziehen! Wenn wir es nicht zulassen, solle sich Krissy durch das Jugendamt ein Zimmer in einer Jugendwohnung organisieren. – Krissy log er über unsere Gespräche an, verdrehte meine Worte, zog alles in den Schmutz. Es ging so weit, dass ich mich weigerte, mit ihm zu sprechen, denn ich hatte das Gefühl, dass er es darauf anlegte, einen Keil zwischen Krissy und unserer Familie zu treiben.

Eine Jugendwohnung! Das war nicht unsere Welt. Krissy wurde von ihrer Familie geliebt, sie wohnte zu Hause wunderschön, und als ich darüber mit einer Mitarbeiterin vom Jugendamt sprach, sagte sie, dass die meisten Jugendlichen deshalb in einer Jugendwohnung unterkommen, weil sie in desolaten Wohnverhältnissen leben, wo sich niemand um sie kümmert. Sie meinte, dass solche Jugendlichen Krissy sicher beneiden würden und bereit wären, mit ihr sofort zu tauschen.

Unser Haus war immer offen gewesen, die Freunde unserer Kinder bei uns stets willkommen, und bisher hatte ich mich mit ihnen gut verstanden. Sie kamen gern zu uns und fanden mich nett. Doch plötzlich sollte ich der letzte Dreck sein, die schnüffelnde »... «! Es war der reinste Psychoterror!

Inzwischen war Krissy volljährig. Sie beherrschte die Kunst der Provokation, und ich ließ mich oft bis zum Äußersten reizen, hatte große Mühe, mich zu beherrschen. Es war offensichtlich ihre Absicht, es so weit zu treiben, bis wir es mit ihr nicht mehr aushalten und sie aus dem Haus hinauswerfen würden. Zwei Mal tat ich es auch, so außer mir vor Wut war ich. Ich weiß, dass es falsch war, dass ich in dem Moment versagt hatte, doch größere Angst als bis dahin musste ich um Krissy nicht haben, denn ich wusste ja, dass sie bei Stephan unterkam. Zum Glück blieb sie nicht länger als eine, zwei Nächte dort, und als sie wieder nach Hause kam, haben wir uns versöhnt.

Ende Mai 1998 zog Krissy dann zu Daniel, in den sie sich verliebt hatte. Er war labil und wohnte recht verwahrlost. Das Kiffen hatte seinen Kopf verwirrt. Daniel malte skurrile Bilder und interessierte sich für die esoterische Alchimie, so wie Krissy auch.

Ein paar Wochen nach ihrem Einzug bei Daniel verabredete ich mich mit ihr in einem Einkaufszentrum.

Vor dem Treffen hatte ich eine Freundin um Rat gebeten, denn ihr Bruder war in einer ähnlichen Situation mit schon 16 – auf Empfehlung seines Therapeuten – von zu Hause ausgezogen. Meine Freundin hielt das für einen schrecklichen Fehler und empfahl mir eindringlich, Krissy kein Geld zu geben. Sonst würde sie womöglich ganz weg bleiben und, wie ihr Bruder, immer tiefer in den Drogensumpf versinken.

Krissy kam pünktlich an, sie sah etwas übernächtigt, aber sehr hübsch aus. Es ging ihr offensichtlich gut. Wir setzten uns in ein Café, bestellten uns je einen Cappuccino und plauderten nett. Wie erwartet, bat Krissy mich um Geld, denn inzwischen sei sie abgebrannt, und Daniel hatte nichts. Ich sagte, ich würde ihr nichts geben. Sie tobte. Sie würde es einklagen! Ja, sagte ich, das könne sie ruhig versuchen, es würde nichts bringen, denn sie habe ihr Zuhause und wüsste doch, dass sie jeder Zeit zurückkommen könne.

Ich verabschiedete mich und ging. Inzwischen kaufte ich ein. Krissy kam

146

in das Geschäft hinein, schäumend vor Wut. Ich blieb völlig ruhig. Sie schimpfte laut und stampfte zornig mit dem Fuß auf den Boden. Ich blieb unbeeindruckt und ignorierte sie. Sie ging. Nach einem kurzen Moment kam sie wieder hinein und sagte:»Okay, Mama, Du gibst mir jetzt 10 Mark, und ich bin am Dienstag wieder zu Hause.« Am Dienstag kam Krissy nach Hause zurück. Kurz danach machte sie Schluss mit Daniel.

Es kostete mich eine unglaubliche Überwindung, mir selbst das Problem einzugestehen. Und als ich endlich so weit war, Krissys Problem beim Namen zu nennen, und mir eingestehen konnte, dass es ein Drogenproblem war, war Julias Reaktion recht typisch:»Krissy hat doch kein Drogenproblem! Mama, du übertreibst wieder mal maßlos! Lebt sie auf der Straße! Spritzt sie Heroin?« – »Nein, Julia,« erwiderte ich gelassen. »Krissy lebt nicht auf der Straße. Sie spritzt auch kein Heroin. Dennoch: Sie hat ein Drogenproblem. Sie ist haschischabhängig. Und wir müssen ihr jetzt helfen, bevor es zu spät ist!«

Julias Gegenfragen reflektieren den gesellschaftlichen Irrglauben: Nur wo Heroin gespritzt wird und Jugendliche in der Gosse landen, gibt es Drogenprobleme.

Doch egal, womit ich versuchte, an Krissy heranzukommen, es scheiterte. Monatelang hatte es sinnlose Kämpfe gegeben: Konfrontationen, Vorwürfe und hilflose Anklagen meinerseits. Auf der Anklagebank Krissy, die kalt und abweisend bis respektlos und aggressiv reagierte und wie gewohnt versicherte: Sie rauche ab und zu einen Joint, so wie »alle anderen«. Das hätten wir zu akzeptieren. – Mein Problem war, dass ich Angst vor der Wahrheit hatte und sie verdrängen wollte. Ich war davon überzeugt, dass ich Krissy nur dazu bringen müsste, die Wahrheit zu »gestehen«, und schon würde sie das Problem einsehen und von allein aufhören zu kiffen. Heute muss ich sagen, dass ich vom Wesen einer Abhängigkeit und wie man damit umgeht, nicht viel verstand.

Ich arbeitete zu Hause und hatte zu jener Zeit noch ein recht anstrengendes Ehrenamt, das ich aufgeben musste, denn ich war nicht mehr in der Lage, mich in der Öffentlichkeit zusammenzureißen, so zu tun, als ob alles in Ordnung sei. Zwar hatte ich immer über das Problem offen geredet, doch irgendwann ist man so verzweifelt, dass man über nichts anderes mehr reden kann. Wenn überhaupt, kann man das nur den besten Freunden zumuten. Mein Mann war während der Zeit mehrere Wochen im Ausland, und als ich versuchte, ihm über Krissys Zustand zu erzählen, konnte er es nicht glauben.

Fast jeden Tag rief ich bei irgendeiner Beratung oder Hot Line an. Wenigstens trösteten mich einige Gespräche, machten mir Mut. Hier und da schnappte ich etwas Nützliches auf, und mein Wissen über Cannabis und Drogen fügte sich allmählich, wie aus kleinen Mosaiksteinen zusammen in ein Puzzle, das ich lösen musste.

Irgendwann schloss ich Frieden mit Krissy und mit mir selbst. Das war des Rätsels Lösung: Ich sah ein, dass die einzige Chance, mit Krissy in Eintracht zu leben und an sie heranzukommen den Entschluss voraussetzte, sie so anzunehmen, wie sie zu jener Zeit war. Das bedeutet nicht, aufzugeben oder das Kiffen zu akzeptieren – im Gegenteil. Zum Glück war Stephan inzwischen nach München gezogen, und niemand mischte sich ein, niemand hetzte Krissy gegen uns auf. – Nun kam Krissy manchmal völlig bekifft nach Hause, aber wenigstens kam sie immer noch nach Hause. Ich fand es nicht schön, aber es regte mich nicht mehr auf. Ich hatte aufgehört, sie zu verhören, ihr Vorwürfe zu machen. Gleichzeitig gab ich mir größte Mühe, ihr das Leben zu Hause so schön wie möglich zu gestalten. Einmal gingen wir zusammen ins Kino – sie war völlig durch den Wind, doch mich kümmerte es nicht. Diese Gelassenheit kommt nicht von allein. Dazu braucht es einer innerlichen Entscheidung. – Nach einer kurzen Zeit rief Krissy das erste Mal bei einer Drogenberatung an.

5. Beratung oder Therapie

> Der Mensch kann bekanntlich nie alles zugleich sein
> und nie ganz vollkommen sein. Er entwickelt stets nur gewisse Qualitäten,
> und andere lässt er verkümmern. Zur Vollständigkeit reicht es nie.
>
> *C. G. Jung, »Psychologische Typen«, Ges. Werke, Bd. 6*

Drogenprobleme können sehr belastend sein und bei der ganzen Familie eine große Lebenskrise auslösen. Zur Unterstützung kann professionelle Hilfe vonnöten sein, nicht nur für den Betroffenen, sondern für andere Familienmitglieder auch, einzeln oder in einer Familientherapie. Wie eine solche Hilfe aussehen soll, ist von Fall zu Fall unterschiedlich: Teenagern, die noch keine ausgeprägte Abhängigkeit entwickelt haben, kann vielleicht schon durch beratende Gespräche geholfen werden. Doch wenn Jugendliche schon Jahre lang Cannabis missbraucht haben und abhängig sind, kann eine therapeutische Behandlung notwendig sein.

Wie in der medizinischen Behandlung gibt es auch auf dem Gebiet der Psychologie zahlreiche Therapiemöglichkeiten, die sich zum Teil sehr ähneln, doch sie können vom Ansatz her auch grundlegend unterschiedlich sein.

Es ist nicht immer entscheidend, welche Therapieform gewählt wird, solange der Therapeut seinen Klienten authentisch begegnet, ihre individuellen Bedürfnisse beachtet und respektiert. Tatsächlich beherrschen viele Therapeuten mehrere Therapierichtungen, die sie, je nach Fall, auch miteinander kombinieren.

Einzel-, Familien- oder Gruppentherapie

Jugendliche mit Cannabisproblemen haben sich oft ihren Freunden entfremdet und leiden unter sozialer Isolation. Darum empfehlen manche Fachleute, dass sie mit einer Einzeltherapie anfangen sollten, denn es ist wichtig, zunächst zu lernen, zumindest einer Person, dem Therapeuten zu vertrauen. Nachdem die Therapie eine Weile erfolgreich verlaufen ist, kann eine Gruppentherapie eine soziale Reintegration fördern.

Bei der Option für eine Gruppentherapie würde ich darauf achten, dass Konsumenten harter Drogen nicht beteiligt sind, die sich in einer völlig unterschiedlichen Situation befinden: Cannabisabhängige sind jünger, leben meistens noch zu Hause, sind weniger mit Problemen belastet, meistens auch nicht kriminell aufgefallen. Außerdem können sich Freundschaften zu Konsumenten harter Drogen bilden, die sehr oft rückfällig werden, worin ein Risiko besteht, in eine gefährliche Entwicklung hineingezogen zu werden.[1]

Ob die ganze Familie eine Familientherapie oder einzelne Familienmitglieder eine Einzeltherapie anfangen möchten, liegt im Ermessen der Familie. Bei dieser Entscheidung kann eine gute Beratung jedoch hilfreich sein. Eine Familientherapie wird meistens von zwei Therapeuten im Team geführt und ist dementsprechend teuer, denn die Krankenkassen übernehmen die Kosten nur, wenn die Behandlung von einem Kinder- bzw. Jugendpsychiater übernommen wird.

Idealerweise sollte eine Familientherapie in Kombination zur Einzeltherapie des betroffenen Jugendlichen dazu beitragen, die familiäre Kommunikation und das Familienklima zu verbessern, wobei dem Betroffenen geholfen werden soll, sich zu stabilisieren, um seine Lebensplanung gemeinsam zu fördern und zu unterstützen. Hierbei kann eine gute Beratung eine wertvolle Hilfe zur Neuorientierung sein.[2]

Cannabisabhängigen Jugendlichen stehen im ambulanten Bereich Angebote von sowohl Einzel- als auch von Gruppentherapien zur Verfügung.

Leider beschäftigen sich nur wenige privat praktizierende Therapeuten mit jugendlichen Cannabisabhängigen. Wenden Sie sich an einen der Berufsverbände, die Ihnen Namen und Adressen von passenden Therapeuten aufzeigen können.

Die gängigen Therapieformen

Moderne Therapien stellen den Klienten in den Mittelpunkt einer Beratung, setzen seine aktive Mitarbeit voraus. Die Therapeuten arbeiten ziel- bzw. lösungsorientiert. Ich werde im Folgenden die Therapieformen kurz skizzieren.

Verhaltenstherapie

Ein Verhaltenstherapeut hilft dem Klienten, Störungen in der familiären Kommunikation oder im gegenseitigen Umgang zu entdecken, um verwurzelte, falsche Verhaltensmuster zu korrigieren und durch neue, positive zu ersetzen, um so das Familienklima verbessern zu können.

Man geht davon aus, dass negative und destruktive Verhaltensmuster durch eine unbewusste, stets ähnliche Gegenreaktion »verstärkt« werden, wodurch sie, obwohl unerwünscht, unverändert bestehen bleiben. So können z. B. gewisse Verhaltensweisen als Verstärker fungieren und ein Suchtverhalten aufrechterhalten und sogar weiter verfestigen. Die Therapie soll helfen, einen solchen Teufelskreis mit Hilfe einer »Neuprogrammierung«, oft Konditionierung genannt, zu durchbrechen. Zu diesem Zweck bekommt der Klient z. B. »Hausaufgaben«, mit deren Unterstützung er die fixierten, negativen Verhaltensweisen selbst entdecken kann, wodurch eine innere Bereitschaft erweckt wird, die Problempunkte von sich aus ändern zu wollen. Mit Hilfe der Therapie können die falschen Verhaltensmuster dann neutralisiert und in neue, positive umgewandelt werden.

Systemische Therapie oder Familientherapie

Diese Therapie soll helfen, familiäre Konflikte zu enttarnen und zu korrigieren. Die ihr zugrunde liegende Theorie geht davon aus, dass festgefahrene familiäre Strukturen, z. B. in Form von fehlerhafter Kommunikation, starren Beziehungsmustern, Bündnissen oder Gegnerschaften die Familie daran hindern, sich zu entwickeln. Solche verkrusteten Strukturen sollen erkannt, neutralisiert und berichtigt werden, um einen dynamischen Wachstumsprozess innerhalb der Familie in Gang setzen zu können, was eine positive Änderung des Familienklimas mit sich ziehen soll.

Psychodynamische Therapie

Diese Therapieform lehnt sich an die Freudschen Theorien über die sogenannte narzisstische Störung[3] an, die aufgespürt und erkannt, mit Hilfe der Therapie nachgestellt und durchgespielt werden soll, wobei die Störung in einem therapeutischen Prozess neutralisiert und aufgearbeitet werden soll.

Tiefenpsychologische Therapie

Laut dieser Therapie soll die Ursache seelischer Störungen eine durch zu viel oder zu wenig mütterliche Nähe verursachte Fehlentwicklung sein, was dem Betroffenen jedoch nicht bewusst ist. Die Ursache soll mit Hilfe der Therapie ins Bewusstsein geholt, erkannt und verstanden werden, um therapeutisch aufgearbeitet zu werden.

Gesprächstherapie

Die Gesprächstherapie stellt den Klienten in den Mittelpunkt mit der Zielsetzung, die inneren Selbstheilungskräfte zu mobilisieren, unter der Annahme, dass jeder nur sich selbst, aus eigener Einsicht und Motivation nachhaltig helfen kann. Dazu ist eine respektvolle Annahme des Klienten seitens des Therapeuten nötig, der durch seine neutrale, empathische Haltung einen positiven Heilungsprozess in Gang setzen soll.

In größeren Einrichtungen werden flexible und vielseitige *Therapiemodelle* eingesetzt, die auf die jeweils individuellen Bedürfnisse der Betroffenen angepasst werden können. Ein Beispiel ist das »*Eppen-*

dorfer Modell« der Uniklinik Hamburg, in dem ein Team mit einer aufgabenorientierten Therapie arbeitet, um gemeinsam mit dem Patienten persönliche Lebensziele mit entsprechenden Lösungsvorschlägen zu gestalten und zu verwirklichen.[4]

Als unterstützende Maßnahme hat sich die *Akupunktur* bewährt. Akupunktur ist eine weit über 2000 Jahre alte Heilmethode der traditionellen chinesischen Medizin. Ihre Lehren basieren auf der Annahme, dass sogenannte Meridiane, durch den Körper ziehende Energiebahnen, diesen mit Energie versorgen. Demzufolge wird eine Krankheit durch eine Störung oder eine Blockade des Energieflusses verursacht. Durch die Nadelung der genau festgelegten Akupunkturpunkte in den Meridianen wird der Energiefluss wieder harmonisiert. Die Erstattung der Kosten durch Krankenkassen ist unterschiedlich, und anerkannt wird nur eine Behandlung durch einen Arzt, der eine Grund- oder Vollausbildung in Akupunktur hat.

Ich suche eine Therapie – Worauf sollte ich achten?

Terminvereinbarung

Dass Jugendliche ihre Terminvereinbarung selbst treffen müssen, gilt häufig als Kriterium dafür, dass der Betroffene die feste Absicht zeige, eine Therapie auch wirklich anfangen zu wollen – eine vermeintliche Grundvoraussetzung für eine erfolgreiche Therapie. Doch fehlende Einsicht gehört zu den Eigenschaften einer Abhängigkeit, und gerade deswegen sollte eine durch Angehörige getroffene Terminvereinbarung genügen, besonders, weil es bei Cannabismissbrauch um sehr junge Leute geht. Ob ein erstes Gespräch auch wirklich zu einer Therapie führt oder ob eine Therapie Erfolg haben wird, ist nicht vorhersehbar. Die kleinste Chance, dass Jugendliche einem Berater ihre Sorgen anvertrauen und aus diesem Gespräch wichtige Einsichten gewinnen, ist eine Hoffnung, die nicht verspielt werden darf.

Es gibt Beratungen, die sich dessen bewusst sind und die es begrüßen, wenn Vertrauenspersonen, z. B. Eltern, Freunde oder Lehrer den Termin vereinbaren und den Jugendlichen in die Beratungsstelle auch begleiten.[5]

Angaben über die Arbeitsmethode des Beraters

- Sollte der Berater überhaupt nicht bereit sein, über seine Arbeitsweise zu reden, haben Sie einen Grund, skeptisch zu werden. Gute Fachleute geben Ihnen gerne Auskunft.
- Der Berater gibt die Auskunft, dass er nach einem »System« arbeitet, wobei es stets um identische Muster geht, etwa nach dem Motto: »Das kennen wir schon – es sind immer die gleichen Strukturen.« – In einem solchen Fall kann es sich um eine Therapie handeln, deren Thesen auf vorgefasste Annahmen begründen, die im Einzelfall keiner Prüfung mehr unterworfen werden. Lassen Sie sich genau erklären, was mit den angeblich »schon bekannten Strukturen« gemeint ist. Wenn Sie das Gefühl haben, dass Sie als Individuum oder als Familie nicht so angenommen werden, wie Sie sind, nehmen Sie das Beratungsangebot nicht an.

Ganz sicher ist es förderlich, wenn familiäre Konflikte und Defizite aufgearbeitet werden, denn es gibt sie in fast jeder Familie. Das darf jedoch nicht bedeuten, dass Eltern von vornherein ablehnend quasi als »Schuldige« behandelt werden. Bei etwa 14- bis 17-jährigen oder noch jüngeren ist es nicht verständlich, und auch Volljährige müssten selbst entscheiden dürfen, ob und inwieweit ein Therapeut mit den Eltern kommunizieren darf.

Jugendliche brauchen die Mitwirkung und Hilfe ihrer Familien, denn ihre Freundschaften beschränken sich womöglich nur noch auf ehemalige »Mitkiffer«, die sie unbedingt meiden sollten: Alkoholkranke schickt man ja schließlich auch nicht in eine Kneipe zu den ehemaligen »Saufkumpanen«, wenn sie trocken werden wollen! Wenn Eltern als vermeintlich »Schuldige« diskreditiert werden, haben die Betroffenen unter Umständen niemanden mehr und sind vielleicht eher geneigt, den Kontakt zu den alten »Haschbrüdern« wieder aufzunehmen.

Jugendliche sind durch eine Abhängigkeit arg »gebeutelt«, ihr früheres Selbstbewusstsein ist vielleicht stark lädiert. Sie haben möglicherweise wichtige Reifungsphasen »verkifft«. Vor allem brauchen sie Liebe, Verständnis und Geborgenheit, und eine gute Therapie kann ihnen helfen, in Zusammenarbeit mit den Eltern, eine Basis für eine positive Entwicklung zu schaffen, was Schule, Studium, Arbeit, neue Interessen, Hobbys und Aktivitäten und auch einen neuen Freundeskreis betrifft.

In einem intakten Elternhaus können Jugendliche den nötigen Halt bekommen, den sie in dieser schweren Krise unbedingt brauchen, auch um gemeinsam eine solide Basis für einen Neuanfang zu schaffen.

Es gibt Ausnahmen, in denen Jugendliche einen hochproblematischen Familienhintergrund haben, wobei es aus professioneller Sicht ratsam sein kann, die Eltern aus der Therapie heraus zu halten, doch um solche Fälle geht es in diesem Buch nicht.

Merkmale einer guten Therapie

Bei der Auswahl eines Therapeuten[6] spielt die gegenseitige Sympathie eine große Rolle. Die persönliche Ausstrahlung sollte auf den Klienten angenehm wirken, denn in der Therapie muss er sich wohl fühlen, um sich öffnen und ein Vertrauensverhältnis aufbauen zu können, das – neben dem fachlichen Können des Therapeuten – eine Grundvoraussetzung für eine wirksame Beratung ist.

Beachten Sie, bitte:

- dass die/der Berater/in Erfahrungen mit Cannabisabhängigkeit hat und diese Probleme ernst nimmt;
- dass der/die Berater/in gern und engagiert mit Jugendlichen arbeitet, sich mit der Pubertät und Adoleszenz auskennt, sensibel und verständnisvoll auf Jugendliche zugeht.

Ein guter Therapeut/eine gute Therapeutin:

- nimmt die Probleme seiner Klienten empathisch, d. h. einfühlsam an;
- wird niemals auf Sie persönlich oder auf Ihr Anliegen abwertend reagieren, sondern alles, was Sie besprechen wollen, ernst nehmen und darauf entsprechend eingehen.[7]

Ihre Tochter/Ihr Sohn sollte entscheiden, ob er/sie von einem Mann oder von einer Frau beraten werden möchte.

Therapie und Rückfälle

Eine Therapeut, der einen Rückfall als eine Katastrophe und als Beendigungsgrund der Therapie ansieht, ist wenig empfehlenswert, denn leider gehören Rückfälle oft zu einem durch die Therapie zu unterstützenden Lernprozess, durch dessen Hilfe Betroffene lernen sollen, zu erkennen, in welchen Situationen sie gefährdet sind, u.a. um zu lernen, eine solche Situation in Zukunft erfolgreich zu meistern.[8]

Unterstützung und Hilfe durch die Familie

Ihr Sohn/Ihre Tocher ist verwundbar und braucht viel Liebe und Geborgenheit. Er/sie hat viel nachzuholen, helfen Sie ihm/ihr, sein/ihr Leben wieder neu zu ordnen. Sie können eine Therapie, auch in Zusammenarbeit mit dem Therapeuten, z. B. wie folgt unterstützen:

- Reden Sie nicht über die Vergangenheit, schauen Sie in die Zukunft.
- Vor allem: Drängen Sie solche Gespräche nicht auf.
- Hat Ihr Kind selbst das Bedürfnis, über seinen Drogenmissbrauch zu reden, hören Sie ihm zu und äußern Sie sich dazu verständnisvoll.
- Werfen Sie ihm nichts vor.
- Beschuldigen Sie weder ihn/sie, sich selbst noch andere Familienmitglieder.
- Glauben Sie an sie/ihn und an seine/ihre positiven Zukunftsperspektiven!
- Bauen Sie sie/ihn auf!
- Fördern Sie die Zukunftspläne, mit dem Ziel, dass er/sie die Schule, die Ausbildung oder das Studium beendet oder einen Beruf erlernt, um ein eigenständiges Leben führen zu können. Aber drängen Sie diesbezüglich Ihre eigenen Wunschvorstellungen nicht auf.
- Fördern Sie die Aufnahme von neuen Aktivitäten und Interessen, z. B. Sport, Musik, Kunst, auch damit ein neuer Freundeskreis aufgebaut werden kann.
- Sagen Sie *niemals*, auch nicht aus Wut, Dinge wie: Es ist eine Schande, was passiert ist! Deine Eltern schämen sich für dich! Du bist ein Versager! Oder: Aus dir wird nie was! Du schaffst es nie! Du hast dein Leben verkorkst! Sieh mal, was deine Freunde schon geschafft haben. In deinem Alter war *ich* schon …! (Wären Sie heute selbst jung, hätte es vielleicht auch Ihnen passieren können!)
- Nehmen Sie Ihr eigenes Konsumverhalten kritisch unter die Lupe, z. B. was Ihren Alkohol-, Tabak- oder Medikamentenkonsum betrifft. Wenn Jugendliche lernen sollen, »clean« zu bleiben, ist es sicher keine gute Idee, den Erfolg z. B. mit Alkohol zu feiern, denn nichts wäre fataler, als eine Sucht mit einer anderen zu kompensieren.

- Zeigen Sie nicht, dass Sie sich über einen Rückfall Sorgen machen. Sollten Sie in dieser Hinsicht Angst haben und darunter leiden, was verständlich ist, ist es sehr wichtig, dass Sie sich beraten lassen, denn Sie müssen unbedingt lernen, diese Angst zu überwinden.

Eine gute Beratung oder Therapie kann helfen, die stützenden Faktoren in der Innen- und Außenwelt des Jugendlichen zu erkennen und sie behutsam zu entwickeln und zu fördern. Bei einer guten Therapie darf es nicht um Schuld oder Sühne gehen, sondern um einen positiven Neuanfang, in einem Prozess, der von Wachstum und Bereicherung geprägt sein soll.[9]

Drogenexperten kritisieren zu Recht den noch vorhandenen Mangel an Therapieangeboten für Jugendliche, die für ihre Situation noch kein ausgeprägtes Problembewusstsein entwickelt haben, obwohl sie einen missbräuchlichen Konsum betreiben.[10] Dies gilt vor allem für Cannabiskonsumenten, die in den Beratungsangeboten bisher stark vernachlässigt wurden. So werden auch Kiffer in vielen Einrichtungen gemeinsam mit Benutzern harter Drogen behandelt, wo sie sich nicht wohl fühlen, denn sie haben völlig unterschiedliche Probleme, die zudem in manchen Beratungsstellen nicht einmal ernst genommen werden.[11] Es wird eine wichtige Aufgabe sein, das Therapieangebot so schnell wie möglich den gegenwärtigen Bedürfnissen entsprechend zu erweitern.

Herbst 1998: Krissy räumt auf

Während der ersten Beratung klärte die Therapeutin Krissy auf und bestätigte, dass all ihre Probleme Folgen des Cannabismissbrauchs sind. Zum Glück glaubte sie ihr und hat seitdem nie wieder Haschisch angerührt. Mit Hilfe von Akupunktur gelang es ihr auch, das Rauchen aufzugeben.

In den ersten Wochen nach Therapiebeginn war Krissy vollauf beschäftigt: Sie mistete ihre Schränke und ihre Schubläden aus, warf alles weg, was sie an die Vergangenheit erinnern könnte. Sie verbrannte ihr Tagebuch, die Bilder, die sie gemalt hatte und die einen psychedelischen Touch hatten. Sie schmiss alte Kleidung, alte Schuhe weg; Gürtel, Modeschmuck, Bücher, kleine Erinnerungsstücke – alles musste weg. Radikal. Die Mülltonne quoll über. Ich ließ sie machen, denn ich begriff, dass sie es brauchte, um einen Neuanfang beginnen zu können. Heute, vier Jahre später, will sie immer noch keine Parfüms benutzen, die sie damals mochte, weil sie es nicht ertragen kann, durch den Duft Erinnerungen an die Zeit wach werden zu lassen.

Krissy brach alle Brücken hinter sich ab, wollte mit ihren kiffenden Freunden nichts mehr zu tun haben. Auch nicht mit Stephan, der inzwischen wieder in Hamburg wohnt.

Ab und zu war sie verzweifelt, fühlte sich traurig und depressiv. Dann weinte sie wie ein Kind, legte ihren Kopf auf meinen Schoß. Ich streichelte und tröstete sie. Nächtelang haben wir miteinander geredet, haben versucht zu analysieren, was falsch gelaufen war. Immer wieder sagte sie:»Mama, wie konnte ausgerechnet ich so dumm sein!« Ich fragte sie oft, ob sie meinte, dass wir Schuld daran hatten, dass sie jeden Tag in einen Haschischrausch flüchten musste. Dazu sagte sie stets:»Nein, Mama, ich ganz allein habe Schuld. Ich wollte es ja.«

Manchmal machte die Therapie Krissy wütend, denn sie regte sich über den einzigen Rat auf, den sie dort mit auf den Weg bekam: Sie solle sich von ihren Eltern lösen. Mit diesem Anspruch fühlte sie sich überfordert. Einmal sagte sie, dass sie das Gefühl habe, in der Therapie gegen uns aufgehetzt zu werden.

Die Familientherapeuten ließen uns spüren, was sie von uns hielten: »Überbehütung« heißt das Stichwort. Es soll Überbehütung sein, wenn Eltern ihrem Kind, das gravierende Probleme hat, helfen wollen. Als sei es etwas Anrüchiges, sich um heranwachsende Jugendliche in der eigenen Familie zu kümmern. Krissy in der verwundbaren Lage aus dem Haus zu weisen wäre meiner Meinung nach grobe Vernachlässigung der elementarsten Elternpflichten gewesen.

Zum Glück gelang es uns bald, eine andere mitfühlende Beratung zu finden, bei Fachleuten, die Krissy das Gefühl gaben, dass ihre Nöte angenommen und verstanden werden. Die auch uns mit Respekt und Empathie begegneten.

Wir haben Krissy nie Vorwürfe gemacht. Wenn sie das Bedürfnis hatte, über die Vergangenheit zu reden, was anfangs öfters vorkam, habe ich ihr zugehört, gedrängt habe ich sie nicht. Heute will sie am liebsten alles vergessen und nicht mehr darüber reden.

Sommer 2002: Alles wird gut

Bei einem Konflikt zwischen Eltern und heranwachsenden Kindern geht es oft um Macht und um Kontrolle. Doch Selbstheilungskräfte können nur durch liebevolle Annahme gedeihen; Macht und Kontrolle lassen diese inneren Kräfte verkümmern. Zwar halten wir dies für Liebe, wir »meinen es gut«, wollen nur »das Beste« für unsere Kinder, doch in Wirklichkeit ersticken wir das innere Wachstum, denn nur Liebe, die nichts erwartet, kann vereinen und heilen. Es geht nicht nur um unser Kind, sondern auch um uns selbst: Auch wir sind gefordert, an uns zu arbeiten. Eine Krise, so schwer und hoffnungslos sie auch erscheinen mag, kann enorme innere Kräfte mobilisieren, uns ungeahnt stark machen. Eine schwere Zeit kann uns helfen, das zu sehen, wogegen wir blind waren. Uns für Umstände, Menschen und Schicksale sensibilisieren, über die wir vielleicht bisher dachten: Mich geht so etwas nichts an! Mir kann so etwas nicht passieren! Eine Krise kann das Leben bereichern, uns vor Augen führen, was kostbar und wesentlich, was unwesentlich ist.

Krissy ist fast vier Jahre clean. Sie wurde eine ganze Zeit therapeutisch begleitet, und wir lernten empathische und verständnisvolle Fachleute kennen. Ihnen haben wir viel zu verdanken. Doch das Entscheidende war Krissys eigener unerschütterlicher Wille, ganz neu anzufangen. Sie ist eine Kämpfernatur, und dank ihrer großen Beharrlichkeit hat sie es geschafft, in die Normalität zurückzukehren. Sie hat gelernt, das zu schätzen, was sie vorher langweilig und spießig fand: den ganz normalen Alltag mit seinen Höhen und Tiefen.

Wir sind glücklich darüber, dass Krissy wieder zur Schule geht, in der sie von der Schulleitung und von den Lehrern sehr einfühlsam aufgenommen wurde. Sie hat sich in die Klassengemeinschaft gut integriert, fühlt sich dort wohl. Sie ist ausgeglichen, in sich ruhend. Über ihre Kifferkarriere sagt sie: »Ich bin froh, dass ich es hinter mir habe.« – Julia hat die Party- und Drogenprobierphase hinter sich gelassen, interessiert sich für Wirtschaft und Politik und studiert diese Fächer in der Uni in Hamburg. – Wir haben schwere Zeiten miteinander durchgestanden, uns gegenseitig geholfen – die ganze Familie hat zusammengehalten.

In der schlimmen Zeit redete ich oft mit Frauen, die erwachsene Kinder haben. Viele von ihnen erzählten, wie auch sie schwere Zeiten durchgemacht hatten und in irgendeiner Phase völlig verzweifelt waren. Ich wurde mit den Worten getröstet: »Du wirst sehen, eines Tages ist es vorüber, und du wirst all deine Liebe mehrfach zurückbekommen.« Wenn man in einer solchen Krise steckt, glaubt man, dass die Zeit niemals vorbeigehen wird. Heute kann ich den obigen Worten beipflichten und sie an andere weitergeben. Bei uns ist es auch nicht immer eitler Sonnenschein, aber wir verstehen uns gut und fühlen uns wohl in unserer Gesellschaft. Nicht der trügerische »Kick« macht glücklich und zufrieden. Wirklich kostbar ist das kleine Glück im Alltag.

Exkurs: Soll Cannabis legalisiert werden?

Es darf keine Freiheit geben zur Zerstörung der Freiheit.

Karl Jaspers

Interessiert mich nicht. Macht auch keinen Unterschied –
man kriegt es heutzutage sowieso wie Milch im Supermarkt.

Tobias, 17, Schüler, Hamburg, zum Thema Legalisierung.

»Legalize it!« – So lautet das Schlagwort der internationalen Haschisch-Lobby.

Als Basis für die heutige Gesetzeslage in Deutschland dient das ursprünglich aus dem Jahr 1920 stammende, bis zum Jahr 1972 nur geringfügig geänderte Betäubungsmittelgesetz, das an internationale Abkommen wie *»Single Convention on Narcotic Drugs«* der Vereinten Nationen aus dem Jahr 1961 und an die Beschlüsse einer weiteren Konferenz in Wien aus dem Jahr 1971 gebunden ist. Laut diesem Gesetz werden u. a. Besitz, Gebrauch und Handel mit Hanfdrogen (Cannabis) unter Strafandrohung als nicht verkehrsfähige und nicht verschreibungsfähige Substanzen verboten. Im Jahr 1982 wurde der Anbau von Rauschhanf unter Strafe gestellt; der Anbau von Faserhanf ist unter strengen Auflagen in Ausnahmefällen erlaubt. Ab 1996 wurde die Handhabung in Bezug auf Faserhanf etwas gelockert, unterliegt aber immer noch einer Genehmigungspflicht.

Obwohl der Tenor der Gesetzesreform aus dem Jahr 1982 »Therapie vor Strafe« lautet, ist diese Zielsetzung bis heute nicht vollständig erfüllt: Es gehört immer noch zu den wenigen Gesetzen in Deutschland, das Opfer krimineller Handlungen kriminalisiert, in Mitverantwortung zieht – während bei anderen Gesetzen dies nicht der Fall ist, etwa bei illegalem Spiel, illegaler Prostitution oder beim Betrug. So gelten Besucher illegaler Bordelle de facto als »Opfer« und nicht als »Täter«.

Man kann Opfer der Drogenkriminalität, die Drogensüchtigen, mit Betrugsopfern durchaus vergleichen: Gegen Illusionen wird ihnen Geld aus der Tasche gezogen. Darüber hinaus gefährden Drogen die seelische und körperliche Gesundheit. So ist Drogenhandel eigentlich sowohl Betrug par excellence als auch, besonders bei harten Drogen, unter Umständen sogar ein Tötungsdelikt. Mit der Kriminalisierung kann die Gesellschaft ihre Ohnmacht in der Drogenfrage übertünchen, von der Tatsache ablenken, dass der Staat selbst von einer freizügigen Politik in Bezug auf die legalen Drogen profitiert.

Für mich würde eine Legalisierungsdiskussion nur dann Sinn machen, wenn Drogenkonsumenten entkriminalisiert werden. In Bezug auf Cannabis ist die Kriminalisierung nur noch eine Farce, in der Nichtdurchsetzung eines gültigen Gesetzes geduldet wird. Um glaubwürdig zu sein, muss eine moderne Gesellschaft in der Lage sein, existierende Gesetze entweder durchzusetzen oder – sollten sie veraltet, nicht mehr zeitgemäß bzw. unrealistisch sein – mutig und ehrlich genug sein, sie entsprechend zu korrigieren.

So operiert die Justiz bei Cannabis auch in einer Grauzone, denn obwohl privater Besitz von kleinen Mengen – je nach Bundesland zwischen 5 und 30 Gramm[1] – nicht mehr geahndet wird, ist er laut Gesetz immer noch verboten, wobei nur noch der Handel bzw. Schmuggel strafrechtlich verfolgt werden. Meines Erachtens nützt diese Grauzone niemandem, denn ihre Existenz lässt eine unerträgliche Handhabung der Situation von Cannabiskonsum und -missbrauch von Kindern und minderjährigen Jugendlichen zu, nach dem Motto: Nichts sehen, nichts hören und nicht darüber sprechen.

Das holländische Modell – ein Vorbild?

Das in Deutschland oft zitierte holländische Modell hatte zum Ziel, die Märkte für »weiche« Drogen, sprich Haschisch und Grass, und für »harte« Drogen voneinander zu trennen, um die Konsumenten aus dem kriminellen Milieu fernhalten zu können, wo sie für Prävention oder Frühintervention nicht erreichbar sind. Dabei wurden den »*Coffee Shops*« Konzessionen erteilt, eine kleine Menge Haschisch von maximal 5 Gramm an Volljährige zu verkaufen, die mitgenommen oder im Lokal konsumiert werden kann. Inzwischen gibt es in Holland insgesamt etwa 1200 Coffee Shops.

Der private Besitz ist in Holland nach wie vor verboten, und wird, genauso wie in Deutschland, in kleinen Mengen nur geduldet.

Hat das holländische Modell sein Ziel erreicht?

- Die illegalen Märkte wurden nicht eliminiert, denn die Coffee Shops erreichen nur ein Drittel der Konsumenten[2].
- Der Verkauf an Minderjährige wurde nicht beeinflusst: Jugendliche erwerben Cannabis nach wie vor aus illegalen Kanälen.
- Die Drogenszene hat sich zum Teil in der Nachbarschaft der Coffee Shops etabliert – sehr zum Ärgernis der Anwohner.

Hierzulande gibt es viele Missverständnisse über die holländische Situation, die keine echte Legalisierung, sondern lediglich eine Duldung kontrollierten und stark eingeschränkten Vertriebs ist.

Die holländischen Coffee Shops dürfen nur unter strengen Auflagen betrieben werden, werden ständig kontrolliert, und es mussten inzwischen etliche geschlossen werden, weil dort Cannabis an Minderjährige verkauft wurde.

Wir leben in der Europäischen Union, wo neben Deutschland z. B. Holland oder Belgien zu den wenigen Ländern gehören, in denen Legalisieren von Cannabis ernsthaft diskutiert wird. Die Durchführung würde Außerkraftsetzen internationaler Abkommen voraussetzen, was im deutschen Alleingang kaum machbar sein dürfte. Andere europäische Länder wie z. B. Frankreich oder Schweden sind über den holländischen Kurs sehr unglücklich und für eine derartige Entwicklung nicht offen.

Allerdings dürfte sich auch hier in Deutschland nur eine kleine Minderheit der über 30-jährigen Erwachsenen für das Legalisierungsthema interessieren – vermutlich hauptsächlich diejenigen, die selbst konsumieren. Sie haben bisher keine nachteiligen Wirkungen davongetragen, oder sie werden von ihnen verdrängt oder als solche nicht erkannt, woraus sie schließen wollen, dass es generell keine gäbe. Gegenteilige Berichte werden von ihnen nicht zur Kenntnis genommen – für die Probleme von Cannabis missbrauchenden Jugendlichen haben sie kaum Interesse, denn negative Berichte sind ihren Zielen abträglich.

Ganz abgesehen davon, dass die Restriktionen im Anbau des Faserhanfs für meine Begriffe wenig Sinn machen und aufgehoben werden sollten, täten wir gut daran, uns über die Doppelzüngigkeit der Drogenpolitik Gedanken zu machen, sonst bleibt die Diskussion unglaubwürdig. Denn solange Alkohol und Tabak in Supermärkten frei verkäuflich sind und angepriesen werden dürfen, gibt es aus der gesellschaftlichen oder gesundheitspolitischen Sicht kein stichhaltiges Argument, Cannabis zu kriminalisieren: Für erwachsene Bürger dürfte der gelegentliche Cannabisgenuss kaum schädlicher sein als der von Alkohol oder Tabak. Bei Jugendlichen ist es jedoch nicht »in«, schon vormittags in den Schulpausen Bier oder Wein zu trinken, dagegen aber zu kiffen, und eine konsequent durchgeführte Legalisierung könnte dazu beitragen, dass Jugendliche selbstverständlich wüssten, dass man Haschisch oder Grass genausowenig über den ganzen Tag konsumieren darf wie Alkohol, ohne das Risiko einzugehen, abhängig zu werden. Eine gut durchdachte und konsequent durchgeführte Legalisierung, deren Augenmerk auf eine strikte Durchsetzung des Jugendschutzes gerichtet wäre, könnte jedenfalls besser sein als die gegenwärtige Situation, jedoch nur, wenn dann der unter Jugendlichen heute verbreitete Cannabismissbrauch drastisch verringert wird.

SCHLUSSBEMERKUNGEN

Der Mensch muss bei dem Glauben bleiben, dass das
Unbegreifliche begreiflich sei, er würde sonst nicht forschen.

Johann Wolfgang von Goethe

Die Dramatik des Heroinkonsums und die Faszination des
Legalisierungsthemas stehen derart im Mittelpunkt der öffentlichen
und fachlichen Wahrnehmung – so wichtig das auch ist –, dass daneben
für die Probleme von Kiffern kein Platz mehr bleibt. Daraus wird die
Konsequenz gezogen, sie hätten gar keine Probleme.[1]

Bisher konnten Wissenschaftler in der komplizierten Cannabis-Forschung nicht alle Vermutungen über dessen negative Wirkungen beweisen. Obwohl Cannabis die meistkonsumierte illegale Droge ist, ist es wohl auch aus diesem Grund – jedenfalls hier in Deutschland – unbeliebt, Cannabisforschung zu betreiben, und offensichtlich ist sie politisch auch nicht gewollt. Und sobald in Bezug auf Cannabis von negativen Ergebnissen berichtet wird, werden diese als »Schwarzmalerei« oder als »Horrormeldungen« abgetan, die Forscher schnell als »Haschischgegner« in eine in Deutschland sehr unbeliebte Ecke gestellt. Eine Aussage: »Es gibt keine Verbindung zwischen Cannabismissbrauch und fehlender Motivation/seelischer Störungen« hört sich so an, als verkünde man ein wichtiges, endgültiges Forschungsergebnis. Statt dessen zuzugeben, dass man diese Verbindung nur deshalb nicht nachweisen kann, weil man beim heutigen Wissensstand nicht genug davon weiß, ist unpopulär. Und weiter forschen, bis man mehr darüber versteht, wollen hierzulande nur sehr wenige, zumal dies Langzeitstudien voraussetzt, was wiederum teuer ist.

Etliche gesundheitliche Risiken bleiben vermutlich deshalb unbeachtet, weil sie bisher in Deutschland statistisch nirgends erfasst werden. Fragen, die mich in dem Zusammenhang interessieren und die z. B. in Großbritannien bei ärztlicher Beratung schon berücksichtigt werden, sind z. B.[2]:

- Werden Infarktpatienten auf ihren Cannabiskonsum hin befragt?

163

- Sind sich Kardiologen und Internisten des Risikos hierzulande bewusst?
- Was ist mit den verringerten Hormonwerten? Sind die in Studien ermittelten Spermienwerte in Deutschland heute so niedrig, weil gerade so viele junge Männer kiffen?
- Welche Rolle spielt Cannabiskonsum bei Schülern, die den Unterricht stören? (Laut Auskunft der Mitarbeiter einer Drogenprävention sind gerade die Pausenkiffer oft unruhig, unkonzentriert und auffällig.)
- Welche Rolle spielt Cannabiskonsum bei Entstehung von Essstörungen?[3]

Welche Maßnahmen könnten hilfreich sein?

Eine polarisierende Denkart hat die Drogenpolitik in Deutschland Jahre lang geprägt. Demzufolge soll es fast nur ein Übel geben, und das ist Heroinsucht. Ihre Folgen sind sichtbar, und es ist leicht, auf Heroinsüchtige mit Fingern zu zeigen. Es ist bequem zu denken, dass es zwischen »clean« und einem fast totalen seelischen und körperlichen Verfall nichts gäbe, was beachtenswert wäre. Bis hin zu diesem Stadium ist alles ganz »harmlos«: Schwarz oder weiß, Himmel oder Hölle, und nichts dazwischen! Als ob sich Jugendliche erst dann Hilfe verdienten, wenn sie ganz »unten« sind. Folgende Maßnahmen wären notwendig, um ein Umdenken auch in die Tat umzusetzen:

- Die Drogenaufklärung sollte genau so früh aufgenommen werden wie auch die Sexualkunde, und zwar obligatorisch in jeder Schule, durch speziell dafür geschulte und engagierte Lehrer/innnen, die bei Jugendlichen gut ankommen.
- Die Schulen sollten konsequent Grenzen setzen: Den Schüler/innen sollte klar gemacht werden, welche Konsequenzen ihnen aus Drogenkonsum oder Dealen in der Schule – während der Schulzeit auch außerhalb des Schulgeländes – drohen werden. Die passende Strafe könnte mit einer Suchtprävention abgestimmt werden und sollte auch für volljährige Schüler/innen gelten.
- Diese Maßnahmen sollten konsequent durchgeführt werden.
- Selbstverständlich sollte das Rauchen und der Konsum alkoholischer Getränke ebenso verboten sein.

- Es wäre wünschenswert, dass Eltern benachrichtigt werden, wenn – auch volljährige – Schüler/innen ohne ausreichende Entschuldigung oft abwesend sind.
- Auf Frühintervention setzen, die den Namen auch verdient: Da fehlende Einsicht Teil einer Abhängigkeit ist, sollten mehr Drogenberater bereit sein, auch volljährige Jugendliche zu einer Beratung anzunehmen, selbst wenn der Termin von Eltern gemacht wird. Man muss jungen Leuten eine Chance geben, rechtzeitig professionellen Rat zu bekommen, wenn sie bereit sind, ihn freiwillig anzunehmen, und es kann doch egal sein, wer den Termin gemacht hat. Die Drogenberatungen sollten in diesem Punkt umdenken, sonst wird die Chance einer Frühintervention weiterhin vertan. Doch hierfür muss das Therapieangebot auch entsprechend erweitert werden.[4]
- Es wäre hilfreich, Selbsthilfegruppen zu gründen für Angehörige Jugendlicher, die ein Cannabisproblem haben, und zwar in Wohngegenden und nicht in der Gegend der Drogenszene.

Bei der heutigen Situation dürfte eine völlige Drogenfreiheit ein unrealistisches Ziel sein, denn Jugendliche sind kaum dazu zu bewegen, mit Drogenexperimenten ganz aufzuhören. Daher sollte Jugendlichen unmissverständlich vermittelt werden, dass:

- Cannabiskonsum von Kindern – aus welchen Motiven auch immer – sehr gefährlich ist.
- Jugendliche – egal aus welchem Grund – unter keinen Umständen mehrmals die Woche bis täglich kiffen dürfen, denn sie können abhängig werden, und es kann sie gesundheitlich gefährden;
- auch beim gelegentlichen Konsum eine sehr hohe Einzeldosis THC Risiken bergen kann;
- wenn sie nach einer langen, regelmäßigen Konsumdauer länger abstinent waren, es eventuell riskant sein kann, sofort wieder die gewohnte hohe Dosis Cannabis zu konsumieren;
- wenn sie Cannabis nach langem, regelmäßigem und hohem Konsum (täglich bis mehrmals täglich) absetzen wollen, sie dies nicht abrupt, sondern schrittweise tun sollten, indem sie die Dosis allmählich reduzieren;
- sie sofort aufhören müssen, Cannabis zu konsumieren, wenn sie:
- sich verfolgt fühlen;
- sich beobachtet fühlen;

- nach Rauschausklang irgend etwas sehen oder hören, was es nicht gibt.

Außerdem müssten wir ehrlich und vorurteilslos darüber Gedanken machen dass z. B.:

- Cannabis kriminalisiert wird, während Alkohol und Tabak immer noch werbewirksam promotet werden dürfen. Um der heuchlerischen Drogenpolitik ein Ende zu setzen und Jugendlichen gegenüber glaubwürdig zu werden, sollte an Jugendliche Zielgruppen gerichtete Fernsehwerbung für alkoholische Getränke verboten und Tabakwerbung noch mehr eingeschränkt werden;
- im medizinischen Bereich peinlichst darauf geachtet wird, dass süchtig machende Medikamente möglichst nicht verschrieben werden, obgleich dies unter ärztlicher Kontrolle passiert. Auf jedem Beipackzettel müssen deutliche Hinweise über eine Suchtgefahr angebracht werden, genauso wie über alle anderen Risiken und Nebenwirkungen auch – selbst bei dem kleinsten Verdacht, während im Lebensmittelhandel süchtig machende und gesundheitsschädliche Produkte angeboten werden, ohne dass solche Hinweise nötig sein sollten;
- der Anbau von Faserhanf strengen Auflagen unterliegt. Womit kann das gerechtfertigt werden?

Das Problem Drogenmissbrauch sollte in einem gesellschaftlichen Kontext gesehen werden. Selten wird darüber nachgedacht, um wessen Interessen es hierbei vornehmlich geht: um die der Drogenmafia, die weltweit schätzungsweise 250 Mrd. € pro Jahr umsetzt – mehr als die globale Ölindustrie. Welche Macht dahintersteckt, auch um die öffentliche Meinungsbildung zu manipulieren, dürfte wohl jedem von uns einleuchten.[5]

Eine andere gesellschaftliche Frage ist, wie wir mit unseren Kindern umgehen, welchen Stellenwert sie in unserer Gesellschaft einnehmen: Wie fühlen sich unsere Kinder, wenn sie alt genug sind zu sehen, dass Schulen und andere Lehranstalten bis hin zu Hochschulen und Universitäten oft renovierungsbedürftig und schlecht ausgestattet sind. Besonders im Vergleich zu den glitzernen Marmorpalästen für Konsum und Geldgewerbe ist es nicht schwer zu erkennen, dass die Investition in die Zukunft der heranwachsenden Generationen keine gesellschaftliche Priorität genießt.

Oder was die abwertende gesellschaftliche Einstellung zum Älter-werden, zur Lebenserfahrung und Lebensweisheit betrifft: Woran sollen sich Kinder und Jugendliche orientieren, wenn die Pubertät heute bis hin zum Alter von 20 Jahren dauern soll, Adoleszenz bis hin zu 30; mit 40 Jahren ist man noch »jung« – und ab etwa 45 soll man plötzlich zu alt sein, um einen Job zu finden?[6] Und obwohl die Le-benserwartung steigt, Menschen länger jugendlich und fit bleiben, sollen sie ab 49 zu alt sein, um auf dem Arbeitsmarkt vermittelt zu werden?

Da immer mehr Eltern erst ab einem Alter von über 30 Jahren Kinder bekommen, kollidiert die Pubertät gerade mit dem Alter, in dem Eltern zum alten Eisen abgestempelt werden: Wie können Frührentner oder arbeitslose Eltern ein Vorbild für die pubertierende Jugend sein?

In der heutigen »jungen« und vermeintlich toleranten Gesell-schaft wird über Folgen von Cannabismissbrauch – oder von Drogenmissbrauch im Allgemeinen – nicht geredet: Sowohl Betrof-fene als auch Angehörige schweigen darüber, wenigstens solange das Problem noch nicht sichtbar geworden ist. Weil Cannabis überall erhältlich ist und der Umgang damit eher locker, ist das Verschwei-gen der Probleme eine groteske Situation, um die zu ändern, die Ge-sellschaft lernen müsste, mit Drogenproblemen offen, tolerant und empathisch umzugehen – genau so wie mit anderen Lebenskrisen auch.

ANMERKUNGEN

Einleitung

1 »*Stern*«, Ausgabe 23. 5. 2002; IFT-Bericht, S. 5 und 9
2 Schätzung laut Angaben in EBIS-Bericht und Jahrbuch Sucht 2001
3 IFT-Bericht, S. 5 und 9; R. Thomasius, S. VII
4 M. Ventura: »The Age of Endarkenment«, »Letters at Three AM«, Dallas, 1993 in R. Bly, S. 334; N. Postman, S. 86
5 N. Postman, S. 110

Was man über Cannabis wissen muss

1. Cannabis, Haschisch oder Hanf – Erklärung der Begriffe

1 R. C. Clarke, S. 22, 215
2 P. Mann, S. 26
3 Der THC-Gehalt von »Nederweed«, einer in Holland angebauten Marihuana-Sorte, variiert zwischen 1,5 Prozent und 13 Prozent, in Einzelfällen sogar bis zu 27 Prozent. Der hohe THC-Gehalt wurde durch Genmanipulation der inhaltstoffstarken weiblichen Pflanzen erreicht. Trimbos Bericht
4 Laut Angaben der Pressestelle des Zollamts Hamburg und des BKA-Berichtes
5 A. Stevens
6 M. Sieber, S. 2–25
7 IFT S. 13–19; K. H. Reuband, S. 111–120, Tabelle 109
8 Zitat aus: A. Schuhmacher in W. Harm
9 Obwohl die ältesten Aufzeichungen über Cannabisgebrauch aus China stammen und Cannabispflanzen fast überall auf der Welt in den gemäßigten, subtropische und tropischen Zonen angebaut wurden, bezieht sich die Bezeichnung »Haschisch-Länder« gewöhnlich auf die orientalischen Länder im Nahen Osten sowie auf Indien und Nepal.
10 Ohne Wirkstoffgehalt

2. Genussmittel oder Droge?

1 Lexikon Medizin, S. 423
2 R. M. Julien, S. 110f.; H. Kalant in C.N. Stefanis, H. Hippius, S. 35
3 Peer Groups: Gruppen Gleichaltriger, z. B. der Freundeskreis bzw. die Clique, die einen starken Einfluss auf Verhalten, Meinungsbildung, Modetrends etc. ausüben.
4 R. M. Julien, S. 366
5 R. C. Clarke, S. 299–315
6 IFT-Studie, S. 17
7 EBIS-Bericht
8 R. Lieb, S. 24
9 1991 nach Kreuzer u. a., in Kleiber S. 171
10 1994, nach Golub u. Johnson, in Kleiber S. 171
11 W. Schmidbauer, J. v. Scheidt, S. 110
12 nach Kleber HD, *Journal of Clinical Psychiatry*, 49:2 (Suppl.), S. 3–6, 1988, in J. Lapey
13 Konings u. a., 1995, *J-Adolesc-Health* 16:240–247, Pederson u. Skrondal, 1999, *Addiction* 94, 695–706, Watson u. a., 2000, *Arch Gen Psychiatry* 57: 547–552, in A. Stevens

3. Der Cannabisrausch

1 P. Mann S. 69
2 B. v. Treeck, S. 19–20; R.M. Julien, S. 357. *Anandamid,* aus dem indischen Sanskrit, bedeutet »glückselig«. Das Arachidonsäurederivat wurde das erste Mal 1992 aus Schweinehirn isoliert (R. M. Julien, S. 357).
Haschisch-Freunde sind von dieser Namensgebung entzückt. Da sich die Strukturen von THC und Anandamid ähneln, wird behauptet, dass THC und Anandamid nun praktisch identisch seien – ein vermeintlicher Beweis dafür, dass Cannabiskonsum ein völlig natürlicher Vorgang sei. Kommentare aus dem Heft: »*Legalisieren – Hanf wird siegen*« von Bündnis 90/Die Grünen: »*Natürlich haben sich diese Rezeptoren nicht über Jahrmillionen entwickelt, um herumzuhängen, bis jemand »high« werden kann. Aber was ist dann ihre natürliche Funktion in unserem Körper? Und welche körpereigenen Stoffe passen auf sie?*« (n. M. Barinaga, 1992). – So sei THC kein »*mysteriöses Gift*« mehr, sondern

vielmehr »*ein Schlüssel zu vielen Schlössern, mit dem sich vorher verschlossene Türen in unserem Gehirn öffnen lassen.*« Um diesen Umstand zu »beweisen«, werden sonst so strikt abgelehnte Tierversuche zitiert! – Da auch Heroin und Kokain ihre körpereigenen Rezeptoren besitzen, an denen sie sich binden, sonst wären sie ja wirkungslos, müssten nach der o. g. Analogie auch Heroinspritzen und Kokainschnupfen unseren ureigensten und tiefsten Bedürfnissen entsprechen, um die zu befriedigen wir seit Millionen von Jahren gewartet haben.

3 R. M. Julien, S. 355–359; K. U. Benner S. 394–395

4 R. M. Julien, S. 419; H. Kalant in C. N. Stefanis, H. Hippius, S. 35 und 40

5 H. Kalant in C. N. Stefanis, H. Hippius, S. 35

6 D. Goodman, S. 18; (Übersetzung der Autorin)

7 K.-L. Täschner 1986, S. 140–142, D. Kleiber, S. 71

8 R. M. Julien, S. 366–367

4. Der Dauerrausch

1 »*Der Eingeweihte*«, Band 1, S. 64

2 IFT, S. 13–19

3 H. P. Tosmann in G. Rakete, S. 16

4 R. M. Julien, S. 426

5 B. v. Treeck, S. 258

6 Haschisch gilt als eine friedliche »Flower-Power«-Droge, nach dem Motto »Make love, not war«, doch Mütter junger Cannabis-Konsumenten beobachten genau das Gegenteil: Ein Tag nach Konsum bekommen die Kids irrational heftige, aggressive Ausbrüche.

7 AMS z. B. in J. Lapey, *Drug Watch* 2000; K.-L. Täschner 1986, S. 154–155; R. H. Schwarz in G. G. Nahas

8 K.-L. Täschner 1986, S. 155

9 W. Schmidbauer, J. v. Scheidt, S. 479

10 Harris u. Barraclough, 1997 in A. Stevens, S. 2; Beautrais u. a., 1999 in A. Johns, S. 116

11 W. Schmidbauer, J. v. Scheidt, S. 479

12 Thomas, 1996 in A. Johns, S. 116

13 H. Kalant in C. N. Stefanis, H. Hippius, S. 40

14 Um das *AMS, Amotivationales Syndrom* zu untersuchen, wur-

den 13 erwachsene Cannabiskonsumenten in einer Langzeitstudie beobachtet und in retrospektiven Interviews um Auskunft gebeten. Die Befragten hatten gelegentlich und nur in der Freizeit konsumiert. Auf Grund des positiven Befragungsergebnisses wurde die Existenz eines AMS in Frage gestellt (Studie von Schneider 1984, in D. Kleiber S. 189). Die Schlussfolgerung wurde von dem schweizerischen Wissenschaftler M. Sieber (S. 56) als in einem zu engen Rahmen durchgeführt und somit wenig aussagekräftig in Frage gestellt. (Nach dem gleichen Muster könnten Alkoholkonsumenten befragt werden, die möglicherweise keine negativen Konsumfolgen angeben – kaum ein Beweis, dass es keine Alkoholkranke gibt.)

6. Die Zahlen sprechen für sich

1   R. Lieb u. a., S. 28; K. Welsch, S. 27; EBIS-Bericht S. 45

2   R. Lieb u. a., S. 26 und 28; IFT S. 9 und 17; *Der Spiegel* 33, 2002

3   R. Thomasius, S. VII

4   EBIS-Bericht S. S45; K. Welsch S. 27

5   Die geschätzte Zahl wurde auf Basis einer Erreichbarkeit von 66 Prozent von der Gesamtkapazität ambulanter Einrichtungen in Deutschland laut Angaben von EBIS-Bericht entsprechend hochgerechnet. Die geschätzte Zahl stationärer Behandlungen beruht auf Angaben in *Jahrbuch Sucht 2001*.

6   Thomasius, S. VII

7   K. Welsch, S. 30–31

8   EBIS, S. 7; K. Welsch S. 27

9   Webb u. a., 1996, Miller & Plant, 1996 in C. H. Ashton, S. 101–106

10   Fergusson & Horwood, 2000, in A. Johns, S. 119

11   U. E. Kemmesies, S. 104

7. Drogencocktails und gefährliche Drogenexperimente

1   Die GAJB LSD Information, Grün-Alternatives Jugendbündnis

2   »Chasing the Dragon«: Heroin wird auf ein Stück Alufolie von unten erhitzt, die dabei entstandenen Dämpfe werden eingeatmet. M. Gossip u. a., 1991 in C. N. Stefanis, H. Hippius.

3   Da chronischer Cannabiskonsum schlapp und müde macht, versuchen einige Konsumenten, z. B. durch Kokainkonsum eine

aufputschende Gegenwirkung zu bekommen. Nachdem Marihuanakonsum in Alaska entkriminalisiert wurde, stieg der Anteil sowohl von Cannabis- als auch Kokainkonsumenten auf das höchste Niveau in den USA. Als Statistiken belegten, dass der Anteil von jugendlichen Cannabiskonsumenten in Alaska 45 Prozent im Vergleich mit dem Bundesdurchschnitt von 17 Prozent betrug, wurde die Legalisierung wieder in 1990 aufgehoben. Vgl. J. Lapey

4   *Zauberpilze bei uns,* Bündnis 90/Die Grünen, S. 11
5   Dies. nach LAG Drogen, Berlin 1999, S. 2
6   *Cross tolerance – Sensitisation,* H. Kalant in C. N. Stefanis – H. Hippius, S. 36, 41–42

8. Kiffen in der Schule

1   W. Schmidbauer, J. v. Scheidt, S. 490
2   H. L. Bowen in W. Schmidbauer, J. v. Scheidt, S. 490
3   M. Preute, S. 12–128

9. Dauerkiffen

1   *»Evil-causes-evil-fallacy«,* d. h. Schlechtes verursacht Schlechtes, nach Kingsley u. Davis, in K.-H. Reuband S. 24
2   K.-H. Reuband, S. 25–6
3   P. Kielholz in W. Schmidbauer, J. v. Scheidt, S. 484
4   Kinder zwischen zehn und fünfzehn Jahren kann ein Umzug aus dem psychischen Gleichgewicht bringen, was die Persönlichkeitsentwicklung im späteren Leben nachhaltig beeinflussen kann. Kinder aus dezidiert mobilen Familien haben überdurchschnittlich große Probleme, wirklich enge Freundschaften aufzubauen: Sie sind angeknackst, weil sie bereits einmal oder mehrmals aus Freundschaften herausgerissen wurden, und wollen offenbar vermeiden, dass ein solches Trauma sich wiederholt. V. Packard, S. 67 und 69.
5   *»Peer Group Influence«,* M. Sieber, S. 108 und 138
6   Über Freud in F. Müller: *»Streitfall Drogen«,* S. 74
7   Sog. *Set* und *Setting*
8   *Prämorbidität – Selbstmedikation:* Diese Theorie beruht auf der Annahme, dass der schon von Vornherein latent seelisch Kranke seine Persönlichkeitsdefizite kompensieren will bzw. seine

psychischen Symptome durch Haschischkonsum selbst medikamentös behandelt, um sie zu unterdrücken. Laut der Theorie »Set und Setting« müsste Cannabiskonsum eine schlechte seelische Verfassung noch weiter verstärken. Doch weil niemand Haschisch konsumieren dürfte, um sich dabei noch schlechter zu fühlen, sind diese oft miteinander parallel präsentierten Theorien recht widersprüchlich. K.-H. Reuband, S. 138.

9   »Cool« sein ist »in«! Um mitzuhalten, müssen Jugendliche ihre Empfindsamkeit dementsprechend überspielen. Junge Pop- oder Fernsehstars sind die jugendlichen Idole – immer locker drauf, stets coole Sprüche parat. »Das Über-Ich erwartet vom Bürger nicht mehr, sich rechtschaffen, diszipliniert und edelmütig zu verhalten; heute erwartet es von seinem Träger, öffentliche Anerkennung zu genießen. Man kann behaupten, dass das Über-Ich heute jeden in Talkshows auftreten sehen will – ein Verhalten, das vor Hundert Jahren als vulgär gegeißelt worden wäre.« R. Bly S. 12.

10   W. Schmidbauer, J. v. Scheidt, S. 480

11   M. Sieber, S. 197

12   K.-L. Täschner 1997, S. 64 und 66

10. Dauerkiffen und Abhängigkeit

1   D. Goodman, S. C-1

2   H. Homann, während einer Podiumsdiskussion anlässlich der Tagung »Cannabis, Konsum und Cannabisabhängigkeit« in Hamburg, 1993 in »Cannabis«, G. Rakete (Hg.)

3   R. M. Julien, S. 372

4   Viele Experten bevorzugen heute das Wort »Abhängigkeit« statt »Sucht«, wobei zwischen den beiden Begriffen oft ein feiner Unterschied gemacht wird. Hier werden beide Ausdrücke benutzt, auch gemischt, zumal im gängigen Sprachgebrauch z. B. über eine Nikotinsucht oder eine Magersucht gesprochen wird.

5   »Drogen und Suchtpolitik« der Hansestadt Hamburg, S. 10; U. E. Kemmesies, S. 104.

6   H. Homann in G. Rakete, S. 30

7   K.-L. Täschner 1986, S. 159

8   Ferguson & Horwood, Neuseeland, 2000; Thomas, Großbritan-
     nien, 1996; Swift u.a., New South Wales, 1998, in A. Johns,
     S. 119–120
9   Wiesbeck u.a., 1996, in A. Johns, S. 120, Haney u.a., 1999,
     S. 119, Kouri u.a, 1999, S. 1105, C. H. Ashton; R. Lieb u.a., 1999,
     S. 26
10   Haney u.a., 1999, Mendelson u.a., 1984 in A. Johns, S. 119;
     Jones, 1983, Kouri u.a., 1999 in C. H. Ashton, S. 105
11   W. Schmidbauer, J. v. Scheidt, S. 477
12   R. Heath, in P. Mann, S. 60
13   G. G. Nahas 1991, S. XXVII

11. Dauerkiffen und seelische Störungen

1   Schätzung laut Zahlen aus Jahrbuch Sucht 2001, S. 155
2   Laut Information von Prof. Dr. Naber und Prof. Dr. Thomasius,
     Uniklinik, Hamburg
3   nach Thomas (1993 und 1996) in A. Johns, S. 116
4   S. Wuensch in G. Rakete, S. 62–63, 65–67
5   R. M. Julien, S. 367–368
     Einige Fachleute gehen aus dem Begriff von Selbstmedikation
     aus. Laut dieser These waren die Betroffenen schon im Vorfeld
     latent seelisch krank (prämorbide) und benutzen Cannabis, um
     die Symptome quasi selbst medikamentös zu behandeln. Ent-
     sprechende Studien (G. Eikmeyer u.a. S. 380; R. Kaiser
     S. 71–72) stützen diese Theorie nicht, und es gibt Hinweise
     dafür, dass in diesem Zusammenhang eher Amphetamine ein-
     gesetzt werden.
6   A. Andreasson u. P. Allebeck, 1987 in A. Stevens, S. 2
7   M. Hambrecht, H. Häfner, S. 470 und 474 – Marokkanische
     Verhältnisse in Deutschland? »Untersuchungen in Indien und
     Nordafrika haben bei starkem Missbrauch einen täglichen Kon-
     sum von zwei bis sechs Gramm Haschisch ergeben – das ent-
     spricht wenigstens 10 bis 30 der üblichen Marihuana-Zigaret-
     ten! (Chopra 1939, Soueif 1967). Aus solchen Konsumenten
     dürften sich jene Haschisch-Psychotiker rekrutieren, von denen
     etwa Benabud (1957) aus Marokko berichtet. Dort stellte man
     bei 25 Prozent von 2 300 Männern, die mit geistigen Störungen
     in eine psychiatrische Klinik eingeliefert wurden, eine Canna-

bis-Psychose fest. 70 Prozent der Patienten dieser Klinik gaben zu, Cannabis in Form von Haschisch zu rauchen, und ein Drittel waren regelmäßige Konsumenten.« Zitat aus: W. Schmidbauer, J. v. Scheidt, S. 106. Inzwischen entspricht die o.g. Haschischmenge der Menge Cannabis, die junge Konsumenten in Deutschland täglich einnehmen, wenn sie regelmäßig kiffen.

8 nach M. Hambrecht, H. Häfner, 1996 in Kaiser, S. 7

9 nach Negrete, 1985, in D. Kleiber, S. 72; K.-L. Täschner 1986, S. 200

10 M. Hambrecht, H. Häfner, S. 474

11 H. Homann in G. Rakete, S. 42−43

12 M. Hambrecht, H. Häfner, S. 474

13 Forscher vermuten, dass das dreifache Überwiegen der männlichen Psychosekranken über die weiblichen in orientalisch-afrikanischen Ländern eine Folge des Haschischgenusses sei, der traditionell Männern vorbehalten ist. W. Schmidbauer, J. v. Scheidt, S. 106

14 G. Eikmeyer u. a., S. 379

15 dies., S. 378

16 In mehreren Studien neueren Datums wurde eine Depressionsneigung bei Cannabismissbrauchenden nachgewiesen: Troisi et al in A. Johns 1998, Reilly et al, 1998, Beautrais et al, 1999

17 B. v. Treeck, S. 321

12. Gesundheitliche Risiken

1 M. Sieber, S. 66

2 R. H. Schwartz: »*Heavy Marijuana Use and Memory Impairment*«, in G.G. Nahas 1991, S. 13−21

3 Ders., nach Tart 1979

4 Millsaps u. a. 1994, Ehrenreich u. a. 1999 in A. Stevens, S. 1

5 R. H. Schwartz, S. 14 nach Hendin (1987), S. 17

6 R. M. Julien, S. 364−365, 367

7 N. D. Volkow, u. a.: »Use of Positron Emission Tomography to Investigate the Action of Marihuana in the Human Brain«, in G.G. Nahas 1991, S. 3−6. Mit dem sog. *PET-Verfahren* können hirninterne Störungen oder Tumore aufgespürt werden. Dabei werden Positronen (positiv geladene Elektronen) aufgespürt, die von radioaktiv markierten, in das Gehirn eingeführten Sub-

stanzen abgegeben werden. PET erzeugt dreidimensionale Bilder, die den Stoffwechsel und die chemische Aktivität der untersuchten Gewebe widerspiegeln, was Information über Funktion und Aufbau der Gewebe liefert. K. U. Benner, S. 833 f.

8   nach Dr. Arnow in P. Mann, S. 103–105; K.-L. Täschner 1986, S. 164–165

9   Dr. Murray Mittleman, Beth Israel Deaconess Medical Center, Boston, BBC News Health, BBC Online, September 2001

10   P. Mann, S. 26

11   R. M. Julien, S. 369; nach Wu u. a., 1988, Benson & Bentley, 1995 in C. H. Ashton, S. 105

12   P. J. Donald: »Marijuana and Upper Aerodigestive Tract Malignancy« in G. G. Nahas 1991, S. 50

13   Benson & Bentley, 1995, British Medical Association, 1997, in C. H. Ashton, S. 105; Dr. Martin Johnson, Bristol in BBC Health, BBC News Online, März 2000

14   R. M. Julien, S. 368–9; K.-L. Täschner 1986, S. 163–4

15   P. J. Donald in G. G. Nahas 1991, S. 49

16   D. Goodman S. 14; K.-L. Täschner 1986, S. 167

17   W. C. Hembree III u.a:»Changes in Human Spermatozoa Associated with High Dose Marihuana Smoking«, in G. G. Nahas 1991, S. 67

18   Dr. Rob Hicks, »BBC Health Feature: Impotence, Breasts in Men (Gynaecomastia), Sperm«, BBC Online 18. 9. 01

19   R. M. Julien, S. 363; D. Goodman, S. 15; J. Lapey

20   S. J. Parker, B. S. Zuckerman: »The Effects of Maternal Marijuana Use During Pregnancy on Fetal Growth«, in G. G. Nahas 1991, S. 55–63

21   J. P. Neglia u.a.: »Maternal Marijuana Use and Leukemia in Offspring«, in G. G. Nahas II S. 119–123

22   Morishima in P. Mann, S. 158–159 und 156

23   B. Desoize u.a.: »Inhibition of Macromolecular Synthesis by Cannabinoids in Replicating Cells«, in G. G. Nahas 1991, S. 107–115

24   H. Friedman: »Cannabis and Immunity« in G. G. Nahas 1991, S. 79–87

Tipps für besorgte Eltern

1. Kiffer-Legenden entkräften

1 *Der Eingeweihte*, Band 1, S. 31
2 R. C. Clarke, Quelle: High Times Trans High Quotations, S. 196–197
3 Studie des Trimbos Institut, Utrecht, Niederlande

3. Mein Kind kifft: Wie kann ich es erkennen?

1 H. P. Tossmann in G. Rakete, S. 15
2 IFT-Bericht, S. 15
3 H. P. Tossmann in G. Rakete, S. 81
4 K.-H. Reuband, S. 218
5 Die ordinäre Ausdrucksweise deutet auf eine durch Drogenmissbrauch verursachte seelische Verarmung bzw. Gefühlsabstumpfung. Ähnliches kommt bei der Altersdemenz und auch bei Psychosen vor: Das »Feintuning« des sozialen Umgangs ist gestört.
6 W. Schmidbauer, J. v. Scheidt, S. 463 f. und 473

4. Mein Kind ist gefährdet oder abhängig: Wie kann ich helfen?

1 E. Meyer, S. 39
2 Dies., S. 56
3 W. Schmidbauer, J. v. Scheidt, S. 480; *Der Spiegel* 33, 2002

5. Beratung oder Therapie

1 U. Flüsmeier in G. Rakete, S. 46
2 H. Homann in G. Rakete, S. 39
3 *Narzisstische Störung*: Die Freudsche Auffassung über die seelische Reifung über die sog. *ödipale Phase*
4 R. Thomasius, S. 125
5 H. Homann in G. Rakete, S. 39
6 Der Begriff Berater oder Therapeut bezieht sich auf sowohl weibliche als auch männliche Vertreter der Berufe Psychiater (Facharzt für Psychiatrie und Psychotherapie), Arzt – Psychotherapeut, Dipl. Psychologe oder Dipl. Pädagoge. Für die Beratenden wird die Bezeichnung Klient benutzt.

7 H. C. Vollmer, J. Krauth in Thomasius, S. 114; R. Thomasius,
   S. 134–135
8 G. Bühringer in C. N. Stefanis, H. Hippius, S. 90–93
9 H. Homann in G. Rakete, S. 39
10 W. Farke in M. Freitag, K. Hurrelmann, S. 167
11 U. Flüsmeier in G. Rakete, S. 46

Exkurs: Soll Cannabis legalisiert werden?
1 Eine Entscheidung durch das BVG über eine einheitliche Menge
   für alle Bundesländer steht noch aus.
2 Trimbos-Bericht, S. 3 und 5

Schlussbemerkungen
1 Gerd Rakete, Hamburger Landesstelle für Suchtgefahren e. V., in
   »Cannabis«, S. 118
2 BBC Health, BBC Online, September 2001
3 Cannabiskonsum erhöht oft den Appetit, besonders auf Süßes.
   Laut neuesten Erkenntnissen wurden Essstörungen in Form
   von Magersucht in Verbindung zum Cannabisentzug häufig beobachtet. *British Journal of Psychiatry*, 2001, 178, S. 116–122
4 Laut Sucht- und Drogenbericht 2000 des Bundesgesundheits-
   ministeriums wurde im Jahr 1999 ein neues Bundesmodell
   Frühintervention für erstauffällige Drogenkonsumenten einge-
   führt. Die Zielgruppe sind diejenigen, die das erste Mal polizei-
   lich auffällig wurden. – Diejenigen, die kriminell auffallen, befinden sich jedoch nicht mehr in der Anfangsphase einer
   Suchtentwicklung, wobei der Begriff Frühintervention irre-
   führend ist.
5 *Hamburger Abendblatt* vom 1./2. Sept. 2001
6 Roland Kaehlbrandt: *Buntes deutsches Bestiarium,* 2001, S. 13

LITERATUR

Ashton, C. Heather: Pharmacology and effects of cannabis, *British Journal of Psychiatry* (2001), 178, S. 101–106.

Badinter, Elisabeth: *Die Mutterliebe*, München 1981.

B.A.D.S., Bund gegen Alkohol und Drogen im Straßenverkehr e.V.: *Biogene Drogen*, Internet Webseite, September, 2001.

Beck-Gernsheim, Elisabeth: *Die Kinderfrage – Frauen zwischen Kinderwunsch und Unabhängigkeit*, München 1997.

Benner, K.U. (Hg.): *Gesundheit und Medizin heute*, Augsburg 1997.

Bly, Robert: *Die kindliche Gesellschaft: Über die Weigerung, erwachsen zu werden*, München 1997.

Bundeskriminalamt: *Polizeiliche Kriminalstatistik Bundesrepublik Deutschland*, Berichtsjahr 1999, Wiesbaden 2000.

Bundesministerium für Gesundheit, *Sucht- und Drogenbericht 2000*, Internet-Webseite, Juli 2001.

Bündnis 90/Die Grünen: *Legalisieren, Drogenpolitische Forderungen sowie Wissenswertes zu Geschichte, Gebrauch, Wirkung und der Gesetzeslage zu Hanf*, Berlin, 2. überarb. Auflage.

–: *Zauberpilze bei uns, Informationen zu …*, Berlin.

Castañeda, Carlos: *Die Lehren des Don Juan*, Frankfurt/M. 1994.

Cirillo, Stefano; Berrini, Roberto u.a.: *Die Familie des Drogensüchtigen*, Stuttgart 1998.

Clarke, Robert Connell: *Haschisch*, Aarau 1998.

Cosack, Ralph; Wenzel, Roberto: *Das Hanf-Tage-Buch*, Hamburg 1995.

Der Spiegel 33, 2002.

Deutsche Hauptstelle gegen die Suchtgefahren e.V. (Hg.): *Jahrbuch Sucht 2001 und 2002*, Geesthacht 2000 und 2001.

EBIS-Bericht: Jahresstatistik 1998 der ambulanten Beratungs- und Behandlungsstellen in der Bundesrepublik Deutschland, *Sucht*, 45. Jahrgang, Sonderheft 1, Geesthacht, August 1999.

Eikmeier, G.; Lodemann, E.; Pieper, L.; Gastpar, M.: Cannabiskonsum und Verlauf schizophrener Psychosen, *Sucht*, 37, 1991.

Felten, Michael: *Auf Drogen hereingefallen*, Wuppertal 1996.

Focus 19/2000: Drogen – In Rauch aufgelöst, Heft 19, 2000.

Forum für seelische Gesundheit (Hg.): *Lebensprobleme und psychiatrische Erkrankungen – Ein Wegweiser*, o.O., o.J.

Freie und Hansestadt Hamburg, Behörde für Arbeit, Gesundheit und Soziales: *Drogen und Suchtpolitik*, Hamburg 1999.

Freitag, M.; Hurrelmann, K. (Hg.): *Illegale Alltagsdrogen: Cannabis, Ecstasy, Speed und LSD im Jugendalter*, München 1999.

Freud, Sigmund: Vorlesungen zur Einführung in die Psychoanalyse und Neue Folge, Band 1, Frankfurt/M. 1969.

Goodman, David: 10 Startling New Facts about Brain Damage and Marijuana, *DG Futurist*, San Marcos 1988.

Goodyer, Paula: *Kids + Drugs*, Freiburg in Breisgau 1999.

Gottesman, Irving I.: *Schizophrenie*, Heidelberg 1993.

Gros, Hans (Hg.): *Rausch und Realität – Eine Kulturgeschichte der Drogen*, Stuttgart 1997.

Grün-Alternatives Jugendbündnis: *Die GAJB LSD Information, Erleben von LSD*, Frankfurt/M. 1999.

Hambrecht, Martin; Häfner, Heinz: Cannabis, vulnerability, and the onset of schizophrenia: an epidemiological perspective, *Australian and New Zealand Journal of Psychiatry* 2000; 34: S. 468–475.

Hamburger Abendblatt, 7./8. 5. 2001 und 2. 9. 2001

Hamburgische Landesstelle gegen die Suchtgefahren e.V.: *Cannabis – Cannabiskonsum und Cannabisabhängigkeit*, Hamburg 1994.

Hanf, Hanfkultur von A bis Z, 10/2001, Oktober 2001.

Harm, Wolfgang (Hg.): *Mein Kind nimmt Drogen*, Reinbek b. Hamburg 1994.

Haseloff, O.W.: *Sucht und Drogen im öffentlichen Bewusstsein*, Düsseldorf 1991.

Hicks, Rob, BBC Health Feature: *»Sperm«,«Breasts in Men (Gynaecomasti)«, »Impotence«*, BBC Online, September 2001.

Hurrelmann, K.; Bründel, H.: *Drogengebrauch – Drogenmissbrauch*, Darmstadt 1997.

IFT, Institut für Therapieforschung: Reihe *IFT-Berichte*, Band Nr. 97, Repräsentativerhebung zum Gebrauch psychoaktiver Substanzen in Hamburg 1997, München 1998.

Jahrbuch Sucht 2002, Geesthacht 2001.

Johns, Andrew: Psychiatric effects of cannabis, *British Journal of Psychiatry* (2001), 178, S. 116–122.

Johnson, Martin, *Journal Thorax*, BBC Health, BBC News Online, März 2000.

Julien, Robert M.: *Drogen und Psychopharmaka*, Heidelberg/Berlin 1997.

Kaiser, Roland: *Psychose und Sucht*, Köln 1999.

Kemmesies, Uwe E.: Umgang mit illegalen Drogen im »bürgerlichen« Milieu: Zum Steuerungseinfluss formeller und informeller Sozialkontrolle, *Sucht*, 46. Jahrgang, Heft 2, S. 101–110, Geesthacht, April 2000.

Kleiber, Dieter; Kovar, Karl-Artur: *Auswirkungen des Cannabiskonsums*, Stuttgart 1998.

Kraus, Ludwig; Augustin, Rita: Repräsentativerhebung zum Gebrauch psychoaktiver Substanzen bei Erwachsenen in Deutschland 2000, *Sucht*, 47. Jahrgang, Sonderheft 1, September 2001.

Landeskriminalamt Baden-Württemberg, Rauschgiftaufklärungsgruppe: *Rauschgift – ohne mich. Informationen zur Rauschgiftpolitik*, Stuttgart 1997.

Lapey, Janet: *Marijuana Update 1996*, Internet-Webseite von Drug Watch, Dezember 2000.

Lieb, Roselind u. a.: Epidemiologie des Konsums, Missbrauchs und Abhängigkeit von legalen und illegalen Drogen bei Jugendlichen und jungen Erwachsenen: Die prospektiv-longitudinale Verlaufsstudie EDSP, *Sucht*, 46 (1), 2000.

MacCoun, Robert; Reuter, Peter: Evaluating alternative Cannabis regimes, *British Journal of Psychiatry* (2001), 178, S. 123–128.

Mann, Peggy: *Hasch – Zerstörung einer Legende*, Frankfurt/M., 1997.

Medibox, Internet-Webseite: *Ecstasy out – Bio-Drogen in!*, September 2001.

Meyer, Else: *Hat Ihr Kind Drogenprobleme?*, Heidelberg 1993.

Mittleman, Murray: BBC Health, BBC News Online, März 2000.

Müller, Frank: *Streitfall Drogen*, Düsseldorf 1999.

Nahas, Gabriel G.; Gleaton, Thomas (Hg.): *Cannabis (marijuana) and the Brain*, New York University Medical Center, Internet-Webseite, Dez. 2000.

Nahas, Gabriel G.; Latour, Colette (Hg.): *Physiopathology of Illicit Drugs: Cannabis, Cocaine, Opiates*, Oxford 1991.

Nicholson, Klavs: *Misbrukstoffer – 2, Hash, Cannabis, Marijuana,* nach »Marihuana and Medicine«, Gabriel. G. Nahas u. a., Humana Press, 1999, addikta-net, 2000.

Packard, Vance: *Verlust der Geborgenheit,* Bern/München 1984.

Postman, Neil: *Das Verschwinden der Kindheit,* Frankfurt/M. 1983.

Preute, Michael: *Drogenmarkt Schule,* München 1991.

Rakete, G. (Hg.): *Cannabis – Cannabiskonsum und Cannabisabhängigkeit.* Hamburgische Landesstelle gegen die Suchtgefahren e. V., Hamburg 1994.

Redfield, James; Adrienne, Carol: *Die Erkenntnisse von Celestine, Das Handbuch zur Arbeit mit den »Neun Erkenntnissen«,* München 1995.

Reichmann, Linda: *Wege aus der Drogensucht,* München 1994.

Reuband, Karl-Heinz: *Soziale Determinanten des Drogengebrauchs,* Opladen 1994;

Riemann, Gerhard (Hg.): *Der Eingeweihte I-II,* München 1986.

Rippchen, Ronald (Hg.): *Mein Urin gehört mir,* Löhrbach 1995

Rogers, Carl R.; Rosenberg, Rachel L.: *Die Person als Mittelpunkt der Wirklichkeit,* Stuttgart 1980.

Rogers, Carl R.; Schmid, Peter F.: *Personzentriert, Grundlagen von Theorie und Praxis,* Mainz 1991.

Schmidbauer, Wolfgang; vom Scheidt, Jürgen: *Handbuch der Rauschdrogen,* München 1997.

Sheldrake, Rupert: *Sieben Experimente, die die Welt verändern könnten – Anstiftung zur Revolutionierung des wissenschaftlichen Denkens,* München 1994.

Sieber, Martin: *Drogenkonsum: Einstieg und Konsequenzen,* Bern 1993.

Skinner, B.F.: *Wissenschaft und menschliches Verhalten,* München 1973.

Stark, Michael; Esterer, Ingeborg; Bremer, Fritz (Hg.): *Wege aus dem Wahnsinn,* Bonn 1997.

Stefanis, C.; Hippius, H. in coll. w. D. Naber: *Research in Addiction,* Göttingen/Bern 1995.

Stevens, Andreas: Zum Forum im Deutschen Ärzteblatt vom 27. Oktober 2000 (Thema: *Cannabis*).

Täschner, Karl-Ludwig: *Das Cannabisproblem,* Köln 1986.

–: *Harte Drogen – weiche Drogen,* Stuttgart 1997;

The Trimbos Institute: *Netherlands Alcohol and Drugs Report,* Fact Sheet 7, Cannabis Policy Update, Internet-Webseite, Dez. 2000, Sept. 2001.

Thomasius, Rainer: *Psychotherapie der Suchterkrankungen,* Stuttgart 2000.

Tossmann, H. Peter: *Haschisch-Konsum – Konfliktbewältigung und Drogenabhängigkeit,* Berlin 1993.

van Treeck, Bernhard: *Das große Cannabis-Lexikon,* Berlin 2000.

Wille, Rolf: *Sucht und Drogen und wie man Kinder davor schützt,* München 1997.

Welsch, Karin: Suchthilfestatistik 2000 für Deutschland, *Sucht,* 47. Jahrgang, Sonderheft 3, Dezember 2001.

3sat, Internet-Webseite des Wissenschaftsmagazins nano: *Biodrogen – von wegen gesund,* 1–2, September 2001.

ADRESSEN

Drogennotdienst
Ansbacherstraße 11
10787 Berlin
Tel. 030-19237
Fax 030-2187033

Therapieladen Verein zur sozialen und psychotherapeutischen
Betreuung Suchtmittelgefährdeter e. V.
Potsdamer Straße 131
10783 Berlin
Tel. 030-21751741
Fax 030-21751742
E-Mail: info@therapieladen.de
Internet: www.therpieladen.de
www.drogen-und-du.de

Landesinstitut für Schule – Suchtprävention Bremen –
Langemarckstraße 113
28199 Bremen
Tel. 0421-361-16050
Fax 0421-361-8914
E-Mail: suchtprävention@uni-bremen.de

Drogenberatungsstelle
Schwanenwall 42
44135 Dortmund
Tel. 0231-4773760

Jugend- und Drogenberatungsstelle
Jugendamt/Gesundheitsamt Dresden
Florian-Geyer-Straße 13
01307 Dresden

Tel. 0351-44126-33
Fax 0351-44126-34
E-Mail: info@drogenberatung-dresden.de

Düsseldorfer Drogenhilfe e.V.
Fachstelle für Beratung und Suchtvorbeugung
Bolkerstraße 14
40213 Düsseldorf
Tel. 0211-8993900

Jugend- und Drogenberatung
Wallstraße 25
60594 Frankfurt/M.
Tel. 069-6109020

Jugend- und Drogenberatung
Musikantenweg 39
60316 Frankfurt/M.
Tel. 069-9433030

Drogennotruf Frankfurt Tel. 069-623451

SuchtPräventionsZentrum
Winterhuder Weg 11
22085 Hamburg
Tel. 040-42863-2472
Fax 040-42863-4354
E-Mail: spz@bsjb.hamburg.de
Internet: www.spz.hamburg.de

Universitätsklinikum Hamburg-Eppendorf
Klinik für Psychiatrie und Psychotherapie
Drogenambulanz für Jugendliche, junge Erwachsene
und deren Familien
Martinistr. 52 (Anbau Haus 73)
Tel. 040-42803-4217
Fax 040-42803-8945
E-Mail: drogenambulanz@uke.uni-hamburg.de

Verein zur Prävention von Drogenabhängigen und Integration
Am Südbahnhof 38
30171 Hannover
Tel. 05 11 - 92 17 50

Jugend- und Drogenberatungsstelle Hannover
Odeonstraße 14
30159 Hannover
Tel. 05 11 - 70 14 60
Fax 05 11 - 7 01 46 - 39
E-Mail: drobs-hannover@step-hannover.de
Internet: www.drobs-hannover.de

Drogenhilfe Köln e. V.
Fachstelle für Suchtprävention
Hans-Böckler-Straße 5
50354 Hürth
Tel. 0 22 33 - 70 92 59
Internet: www.partypack.de

Haschisch-Hotline Köln, Tel. 0 22 71 - 47 64 14

Projekt »Drahtseil«
Beratung für Kinder, Jugendliche und Erziehungsträger
Zentrum für Integration e. V.
Demmeringstraße 115
04179 Leipzig
Tel. 03 41 - 4 95 56 90
Fax 03 41 - 4 25 07 85

Drug Scouts
Suchtzentrum Leipzig e. V. Euritscher Straße 9
04105 Leipzig
Drogentelefon: 03 41 - 2 11 22 10
Internet: www.drugscouts.de

Präventionsstelle der Stadtverwaltung München
Implerstraße 9
81371 München
Tel. 089-2332 7061

Telefon-Notruf für Suchtgefährdete e.V.
Drogenberatungsstelle
Tal 19
80331 München
Tel. 089-282822
Fax 089-242080-11
E-Mail: telefonnotruf@aol.com
Internet: www.tal19.de

Psychosoziale Beratungsstelle für junge Menschen
der Aktions-Gemeinschaft Drogenberatung e.V.
Saargemünder Str. 76
6119 Saarbrücken
Tel. 0681-98541-0
Fax 0681-854670
E-Mail: info@drogenberatung-saar.de

Release Stuttgart e.V.
Beratung und Hilfe bei Drogenproblemen
Neckarstraße 233
70190 Stuttgart
Tel. 0711-2684 3230
Fax 0711-2684 3231
E-Mail: release-neckar@t-online.de

Weitere Adressen können abgefragt werden bei:

Bundeszentrale für gesundheitliche Aufklärung
Ostmerheimerstraße 220
51109 Köln
Tel. 0221-89920
Fax 0221-8992-300
Internet: www.bzga.de/service/beratungsstellen/suchtprobleme/

Deutsche Hauptstelle gegen die Suchtgefahren e. V.
Westring 2
59065 Hamm
Tel. 02381-901 50
Fax 901530
E-Mail: info@dhs.de

Adressen von Elternkreisen erfahren Sie bei:

Bundesverband der Elternkreise
drogengefährdeter und drogenabhängiger Jugendlicher e. V. (BVEK)
Ansbacher Straße 11
10787 Berlin
Tel. 030-5567020
Fax 030-5567021
E-Mail: bvek@snafu.de
Internet: www.home.snafu.de/bvek

EMPFEHLUNG

Unbekümmert um ihre Zukunft und ohne Risikobewusstsein greifen immer mehr Kinder und Jugendliche zu Cannabis und anderen Suchtmitteln. Sie pflegen ihre »Spaßkultur« und merken nicht, dass sie ihre Freiheit auf das Spiel setzen. Eltern leiden unter dem unbegreiflich aggressiven Verhalten ihrer Kinder, ahnen die Gefahr einer sich entwickelnden Sucht und wollen gleichzeitig nicht wahrhaben, dass dies in ihrer Familie passiert. Sie unternehmen unzählige Rettungsversuche, wenden sich in ihrer Not an die verschiedensten Beratungsstellen und werden meist nicht so recht ernst genommen. Die erhaltenen Informationen sind widersprüchlich und bringen keine Hilfe. Ihre Unsicherheit und Verzweiflung wächst, während ihr Kind ihnen immer mehr entgleitet. Hier setzt Lisa Lindberg an mit ihrem Buch. Sachliche und gut recherchierte Informationen, verbunden mit Berichten von der leidvoll durchlebten Sucht ihrer eigenen Tochter, weisen Wege zur Prävention und aus Abhängigkeit und Verstrickung. Dieses Buch sollte Pflichtlektüre sein für Eltern, Lehrer, Berater und Politiker, denen die Sorge für Kinder und Jugendliche anvertraut ist.

Brigitta Reitz,
Vorsitzende des Bundesverbandes der Elternkreise
drogengefährdeter und drogenabhängiger Jugendlicher

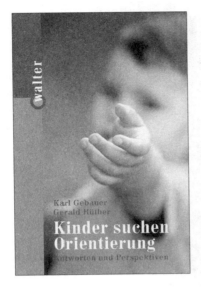

Karl Gebauer /
Gerald Hüther
**Kinder suchen
Orientierung**
Antworten und
Perspektiven
232 Seiten
Englische Broschur
ISBN 3-530-40136-6

Im Sog von virtuellen Realitäten, in der Flut von Reizen und Eindrücken brauchen Kinder Orientierung: Kinder brauchen Halt. Genauso wie emotionale Geborgenheit brauchen Kinder innere Leitbilder für eine gelingende Entwicklung. Denn innere Orientierungsmuster sind auch bestimmend für die Nutzung des Gehirns, so der Hirnforscher Gerald Hüther und der Pädagoge Karl Gebauer. Nur wer durch Erzählen, Spielen und Gestalten innere Leitbilder aufbaut, wird in der Lage sein, unbekannte neue Probleme selbstsicher zu lösen. Ein eindrucksvolles Plädoyer gegen Orientierungslosigkeit in Zeiten massiver Verunsicherung.

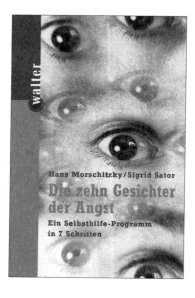

Hans Morschitzky /
Sigrid Sator
**Die zehn Gesichter
der Angst**
Ein Selbsthilfe-
Programm in
7 Schritten
248 Seiten
Englische Broschur
ISBN 3-530-40137-4

Angst vor Spinnen, vor Krankheit, vor anderen Menschen, Angst vor der Angst – vielfältig sind die Formen und Spielarten der menschlichen Ängste. Dieser praktische Ratgeber stellt die zehn wichtigsten Angststörungen im Überblick vor und vermittelt in Fallbeispielen und Fragebögen ein anschauliches Bild zur Selbstdiagnose.

In einem neuen, aufgrund von jahrelanger klinischer Erfahrung für dieses Buch entwickelten Therapie-Programm für Zuhause erhalten Betroffene wie auch Angehörige in sieben aufeinander abgestimmten Schritten Anleitungen, Tipps und Übungen zur Selbsthilfe.

alter